そうだったのか！ 絶対読めるCAG

冠状动脉造影读片
技巧图解
——正常及异常造影

〔日〕中川义久（中川義久） 林秀隆 著

朱舜明 刘 巍 郭艳杰 李国栋 主译

U0239831

北京科学技术出版社

关于本书中记载的诊断方法及治疗方法，作者和出版社都以出版时的最新信息为基础，努力确保其正确性。但是，随着医学及诊疗技术的发展，部分内容可能并非完全正确。

因此，在实际的诊断与治疗中，对尚不熟悉或尚未被广泛使用的新药等医药品进行使用、检查及判读时，请首先阅读医药品附带的说明书、器械及试剂说明书。诊疗技术需在深思熟虑的基础上进行。

随着日后医学研究和医疗水平的发展，本书记载的诊断方法、治疗方法、检查方法及适应证等可能会发生变化，若因此而导致医疗事故，本书作者及出版社概不负责。

著作权合同登记号　图字：01-2021-5678

图书在版编目（CIP）数据

冠状动脉造影读片技巧图解：正常及异常造影 /（日）中川义久，（日）林秀隆著；朱舜明等主译 .—北京：北京科学技术出版社，2022.5

ISBN 978-7-5714-1992-9

Ⅰ . ①冠… Ⅱ . ①中… ②林… ③朱… Ⅲ . ①冠状动脉—造影读片 Ⅳ . ① R816.2

中国版本图书馆 CIP 数据核字（2021）第 262195 号

责任编辑：尤玉琢
责任校对：贾　荣
责任印制：吕　越
封面设计：申　彪
出 版 人：曾庆宇
出版发行：北京科学技术出版社
社　　址：北京西直门南大街 16 号
邮政编码：100035
电　　话：0086-10-66135495（总编室）　0086-10-66113227（发行部）
网　　址：www.bkydw.cn
印　　刷：北京宝隆世纪印刷有限公司
开　　本：710 mm×1000 mm　1/16
字　　数：126 千字
印　　张：10
版　　次：2022 年 5 月第 1 版
印　　次：2022 年 5 月第 1 次印刷
ISBN 978-7-5714-1992-9

定　　价：150.00 元

译 者 名 单

主 译 朱舜明 刘 巍 郭艳杰 李国栋

译 者

朱舜明 陕西省人民医院心血管内一科副主任医师

刘 巍 北京积水潭医院心内科主任医师

郭艳杰 西安国际医学中心医院副主任医师

李国栋 西安交通大学外国语学院日语系副教授

牛晨雨 西安交通大学外国语学院翻译硕士

谢文珺 西安交通大学外国语学院翻译硕士

张小娟 西安交通大学外国语学院翻译硕士

尚童雨 西安交通大学外国语学院翻译硕士

作者简介

中川義久（**Yoshihisa Nakagawa**）

天理 YOROZU 商谈所医院心血管内科 主任

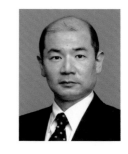

1986 年　毕业于京都大学医学部

1986 年　京都大学医学部附属医院

1987 年　浜松工伤医院内科

1990 年　小仓纪念医院心血管科

2004 年　京都大学医学部附属医院心血管内科

2006 年　天理 YOROZU 商谈所医院心血管内科　主任

主攻方向：心血管内科学、缺血性心脏病、冠状动脉介入、医学教育

行业执照：综合内科专科医师、心血管科专科医师、日本心血管介入治疗学会专科医师

▼读者寄语

准确进行冠状动脉造影是做好 PCI 手术的基础。希望大家能提高自身造影技术，以便救治更多的患者。我会一直支持大家。加油！

林秀隆（**Hidetaka Hayashi**）

天理 YOROZU 商谈所医院放射科 副技师长

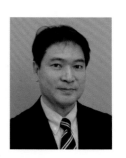

1987 年　毕业于行冈医学技术专门学校放射科

1987 年　入职天理 YOROZU 商谈所医院

2001 年　取得保健卫生学学士学位

2012 年　完成大阪大学研究生院医学系研究科功能诊断学讲座学习

行业执照：诊疗放射技师，保健学博士，血管拍片、介入专科诊疗放射技师

学会职务：日本放射线技术学会（总务委员长）

▼读者寄语

您想成为一名能帮助患者的医务人员吗？

为了能在了解检查及治疗情况的基础上对下一步治疗方案做出判断，即便不是医师也应该掌握如何读片。希望大家能充分利用本书，成为您所在医疗团队的得力一员。我会一直支持大家。

序

　　近年来，在心血管疾病中，缺血性心脏病所占比例逐年增加。缺血性心脏病又被称为"冠状动脉粥样硬化性心脏病"，简称"冠心病"。只有正确评估冠状动脉，才能准确诊断冠心病，因此冠状动脉造影（CAG）被认为是诊断冠心病的"金标准"。然而，其造影读片并非易事，包括实习医师在内的心血管疾病初学者以及初到心导管室工作的医务人员都常常烦恼于造影读片，甚至作为本书作者的我，也曾在实习期，因完全不懂如何读片而感到烦恼。CAG 不仅被应用于诊断，还与经皮冠脉介入术（PCI）这一治疗方法有着"互为表里"的关系，因此，我希望有志成为 PCI 治疗医师的众多年轻医师，能够掌握心导管检查和 CAG 的相关技术。但是，若想掌握这些检查技术，首先应具备正确解读 CAG 图像的能力。可以说，无法正确解读 CAG 图像的人，是没有资格实施 PCI 手术的。但可惜的是，从未有一本易于理解且实践性强的专业书籍向初学者介绍 CAG 的读片方法。

　　因此，为了便于读者正确掌握 CAG 图像的读片技巧，我们精心策划并编写了本书。随着图像诊断方法的不断发展和完善，冠状动脉 CT 检查也与 CAG 一样，得到了广泛的普及。本书详细说明了对照 CT 图像进行 CAG 读片的方法，通过展示 CAG 图像和 CT 图像，让读者在脑海中构想出 CAG 的三维立体图像。作为一名 PCI 治疗医师，要想提高自身水平，就必须提高三维立体想象的能力。为了让读者能够尽快掌握 CAG 的读片技巧，本书给所有造影图像都添加了详细的图解。此外，我们还为本书中的一些重要部分添加了视频讲解。

　　本书的出版需要感谢合著作者、医疗放射技师林秀隆先生的帮助。林秀隆先生热衷于医学教育事业，因此参与了本书的策划，并收集了大量对读者来说非常重要的图像和数据。同时还要感谢从本书策划到出版期间一直给予大力支持的羊土社编辑部的铃木美奈子女士、山村康高先生。

希望本书能帮助更多的医师正确掌握 CAG 的读片方法，让更多的患者得到救助。

中川義久

天理 YOROZU 商谈所医院心血管内科主任

2016 年 2 月

缩略词一览

缩略词	英文全称	日文	中文
AC	atrial circumflex branch	心房回旋枝	心房回旋支
ACC	American College of Cardiology	アメリカ心臓病学会	美国心脏病学会
ACS	acute coronary syndrome	急性冠症候群	急性冠脉综合征
AHA	American Heart Association	アメリカ心臓病協会	美国心脏病协会
AM	acute marginal branch	鋭角枝	锐缘支
AR	aortic regurgitation	大動脈弁閉鎖不全症	主动脉瓣关闭不全
AS	aortic stenosis	大動脈弁狭窄症	主动脉瓣狭窄
AV	atrioventricular node artery	房室結節枝	房室结支
C.I.	cardiac index	心係数	心指数
C.O.	cardiac output	心拍出量	心输出量
CABG	coronary artery bypass grafting	冠動脈バイパス手術	冠状动脉旁路移植术
CB	conus branch	円錐枝	圆锥支
DAPT	dual antiplatelet therapy	抗血小板薬 2 剤併用療法	双联抗血小板治疗
DES	drug eluting stent	薬剤溶出性ステント	药物洗脱支架
Dg	diagonal branch	対角枝	对角支
EF	ejection fraction	駆出率	射血分数
FFR	fractional flow reserve	血流予備量比	血流储备分数
GEA	gastroepiploic artery	胃大網動脈	胃网膜动脉
HL	high lateral branch	高位側壁枝	高侧支
IMT	intima media thickness	内膜中膜複合体厚	内膜中膜厚度
IVUS	intravascular ultrasound	血管内超音波検査	血管内超声
LAD	left anterior descending artery	左前下行枝	左前降支
LAO	left anterior oblique	左前斜位	左前斜位
LCA	left coronary artery	左冠動脈	左冠状动脉
LCx	left circumflex artery	左回旋枝	左旋支
LITA	left internal thoracic artery	左内胸動脈	左胸廓内动脉

续表

缩略词	英文全称	日文	中文
LMT	left main trunk	左冠動脈主幹部	冠状动脉左主干
LVEDV	left ventricular end-diastolic volume	左室拡張末期容積	左心室舒张末期容积
LVESV	left ventricular end-systolic volume	左室収縮末期容積	左心室收缩末期容积
MLD	minimal lumen diameter	最小血管径	最小血管直径
OCT	optical coherence tomography	光干渉断層法	光学相干断层成像
OM	obtuse marginal branch	鈍角枝	钝缘支
PCI	percutaneous coronary intervention	経皮的冠動脈インターベンション	经皮冠脉介入治疗
PD	posterior descending artery	右後下行枝	后降支
PL	posterolateral branch	右後側壁枝	后侧支
PSS	peri-stent contrast staining		支架周围对比染色
PTMC	percutaneous transvenous mitral com-missurotomy	経皮経静脈の僧帽弁交連切開術	经皮经静脉二尖瓣连合部切开术
QCA	quantitative coronary arteriography	定量的冠動脈造影法	定量冠状动脉造影
RA	radial artery	橈骨動脈	桡动脉
RAO	right anterior oblique	右前斜位	右前斜位
RCA	right coronary artery	右冠動脈	右冠状动脉
RD	reference diameter	対照血管径	参考血管直径
RITA	right internal thoracic artery	右内胸動脈	右胸廓内动脉
RV	right ventricular branch	右室枝	右室支
SN	sinus node artery	洞結節枝	窦房结支
SP	septal perforating branch	中隔穿通枝	间隔支
SV	stroke volume	一回心拍出量	每搏输出量
SVG	saphenous vein graft	大伏在静脈グラフト	大隐静脉桥
TIMI	thrombolysis in myocardial infarction		心肌梗死溶栓试验

目 录

第5章　缺血性心脏病的表现与冠状动脉

第6章　先天性心脏病与冠状动脉

第7章　评估左心功能

一点建议

第1章 冠状动脉造影读片的基础

1 AHA 分段法

- 冠状动脉的命名法是根据美国心脏病协会（American Heart Association，AHA）制定的 15 段法对冠状动脉进行分段、命名的，其名称在全世界通用（表 1-1-1）。

- AHA 分段法根据解剖学上的形状，将冠状动脉分为 15 段，并且为了便于区分，将其分别编号为 Seg.1~Seg.15。Seg. 是 "段" 的英文 segment 的缩写。有时也会用 "#" 表示 Seg.。

表1-1-1 冠状动脉各部位名称（依据 AHA 分段法）

部位		Seg.	缩略词	英文	日文	中文
右冠状动脉（RCA）		1	RCA proximal	right coronary artery proximal	右冠動脈近位部	右冠状动脉近段
		2	RCA mid	right coronary artery middle	右冠動脈中間部	右冠状动脉中段
		3	RCA distal	right coronary artery distal	右冠動脈遠位部	右冠状动脉远段
		4	4PD	posterior descending artery	右後下行枝	右后降支
			4PL	posterolateral branch	右後側壁枝	右后侧支
			4AV	AV node artery	房室結節枝	房室结支
		–	CB	conus branch	円錐枝	圆锥支
		–	SN	sinus node artery	洞結節枝	窦房结支
		–	RV	right ventricular branch	右室枝	右室支
		–	AM	acute marginal branch	鋭角枝	锐缘支
		–	SP	septal perforating branch	中隔穿通枝	间隔支
左冠状动脉(LCA)	LMT	5	LMT	left main trunk	左冠動脈主幹部	冠状动脉左主干
	LAD	6	LAD proximal	left anterior descending artery proximal	左前下行枝近位部	左前降支近段
		7	LAD mid	left anterior descending artery middle	左前下行枝中間部	左前降支中段
		8	LAD distal	left anterior descending artery distal	左前下行枝遠位部	左前降支远段

续表

部位		Seg.	缩略词	英文	日文	中文
	LAD	9	Dg₁	1st diagonal branch	第 1 対角枝	第 1 对角支
		10	Dg₂	2nd diagonal branch	第 2 対角枝	第 2 对角支
		–	SP	septal perforating branch	中隔穿通枝	间隔支
左冠状动脉(LCA)	LCx	11	LCx proximal	left circumflex artery proximal	回旋枝近位部	左旋支近段
		12	OM	obtuse marginal branch	鈍角枝	钝缘支
		13	LCx distal	left circumflex artery distal	回旋枝遠位部	左旋支远段
		14	PL	posterolateral artery	左後側壁枝	后侧支
		15	PD	posterior descending artery	左後下行枝	后降支
		–	AC	atrial circumflex branch	心房回旋枝	心房回旋支
		–	HL	high lateral branch	高位側壁枝	高侧支

- 右冠状动脉包括 Seg.1~Seg.4，冠状动脉的左主干编号为 Seg.5，左前降
支包括 Seg.6~Seg.10，左旋支包括 Seg.11~Seg.15。（图 1-1-1）

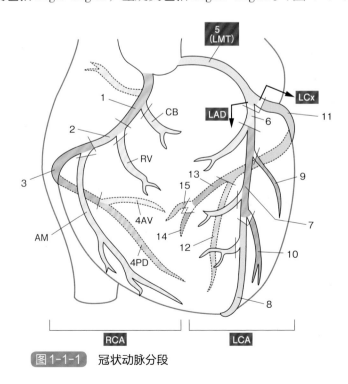

图 1-1-1 冠状动脉分段

1.1 右冠状动脉

- 右冠状动脉根部编号为 Seg.1，Seg.1 以下至末梢的编号依次为 Seg.2、Seg.3、Seg.4。（图 1-1-2）
  - ▶ Seg.1：右冠状动脉起始部至锐缘支（AM）二等分后的近段。一般认为，Seg.1 为右冠状动脉起始部至右室支（RV）起始部。
  - ▶ Seg.2：右冠状动脉起始部至锐缘支（AM）二等分后的远段。
  - ▶ Seg.3：锐缘支（AM）至后降支（PD）起始部。
  - ▶ Seg.4：后降支（PD）分叉处至右冠状动脉末梢。房室结支（AV）所在部分编号为 Seg.4AV，后降支所在部分编号为 Seg.4PD。

1.2 左冠状动脉

- 左冠状动脉根部为左主干，编号为 Seg.5（图 1-1-3）。左主干是非常重要的部位，若发生病变会危及生命。
- 左主干以下依次为左前降支（Seg.6~Seg.10）及左旋支（Seg.11~Seg.15）。
  - ▶ Seg.6：从左主干起始的前降支至第 1 大室间隔支。
  - ▶ Seg.7：第 1 大室间隔支至第 2 对角支。
  - ▶ Seg.8：第 2 对角支至末梢的左前降支。
  - ▶ Seg.9：第 1 对角支。
  - ▶ Seg.10：第 2 对角支。
  - ※ 如果没有第 2 对角支，则二等分末梢至心尖部，靠近第 1 大室间隔支的部分为 Seg.7，远离第 1 大室间隔支的部分为 Seg.8。
  - ▶ Seg.11：从左主干分叉的左旋支起始部，一般为左旋支起始部至钝缘支（OM）。
  - ▶ Seg.12：从左旋支发出的第一个较大分支——钝缘支。
  - ▶ Seg.13：从钝缘支分叉，沿后房室沟走行的部分。

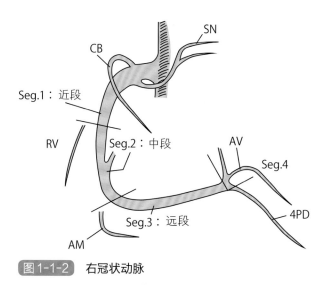

图 1-1-2 右冠状动脉

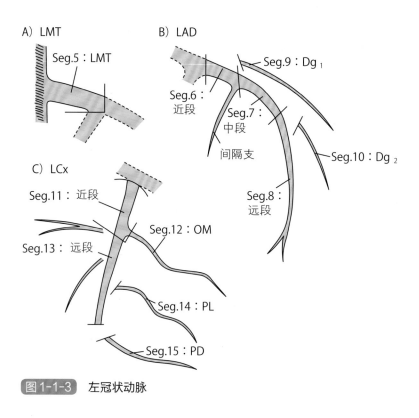

图 1-1-3 左冠状动脉

▶Seg.14：从 Seg.13 分叉，沿外侧壁走行的后侧支（PL）。

▶Seg.15：从 Seg.13 分叉且位于 Seg.14 下方的后降支（PD）。

▶Seg.16：当右冠状动脉走行范围较小时，无 Seg.4PD；左旋支走行范围较大时，其末梢向 PD 领域发出的分支为 Seg.16。有 Seg.16 时，则无 Seg.4PD。

2 从不同投照体位评估冠状动脉

2.1 右冠状动脉投照的要点

一般从左前斜位（LAO）角度投照，可获得右冠状动脉（RCA）的整体图像（图 1-2-1，表 1-2-1）。通过右前斜位（RAO）角度投照，可评估 RCA 中段的情况（图 1-2-2）；通过 LAO- 头位角度投照，可评估 RCA 远段、4PD 及 4PL 的情况（图 1-2-3）。若 RCA 近段及开口处有疑似病变，可通过 LAO- 足位角度投照进行确认。当确认开口处是否有病变时，需要使用特定的造影技术，如全方位造影、冠状动脉窦内造影。

表1-2-1 评估右冠状动脉各段的最佳投照体位

投照体位	RCA
RAO 30°	RCA 中段—末梢（RV、AM、4PD）
LAO 60°	RCA 整体
LAO 90°	4AV
LAO 30° - 头位 25°	RCA 整体，以及 4PD、4AV 分叉处

LAO

- 该投照体位可用于获得 RCA 整体图像。
- 导管插入 RCA 时也可采用该投照体位。
- 该投照体位尤其适合对 RCA 中段进行评估，但需要注意的是，有时会出现远段分支重合而无法评估的情况。
- RCA 近段存在疑似病变时，需要再进行 LAO- 足位角度的投照，拍摄出更广范围的近段部分后进行评估。

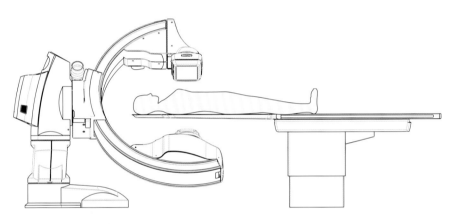

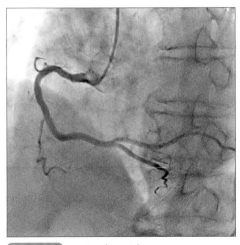

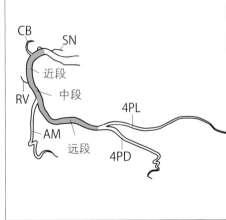

图 1-2-1　RCA（LAO）

RAO

- 可以评估 RCA 中段，以及 4PD、4PL 中段至末梢。
- RCA 近段和远段的走向与切线方向一致，因此不适合采用该投照体位。
- 当存在 LCA 病变时，该投照体位可用于评估 RCA 的侧支循环。
- 该投照体位下冠状动脉摆动幅度较大，不适合进行 PCI 手术中的导丝操作。

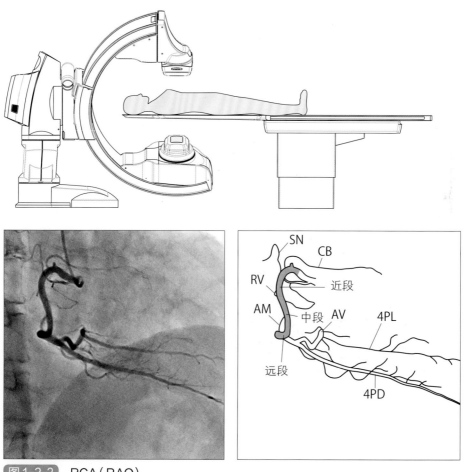

图1-2-2 RCA（RAO）

LAO- 头位

- 适合从 RCA 远段至 4PD、4PL 的评估。

- 与 LAO 相比，该投照体位更适合评估 4PD 和 4PL 的分叉处及 4AV 各分支。

- RCA 中段的走向与切线方向一致，不适合采用该投照体位。

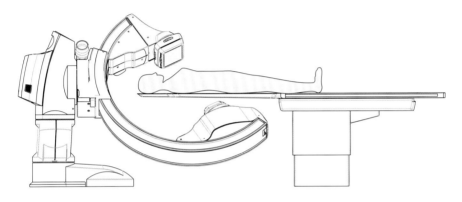

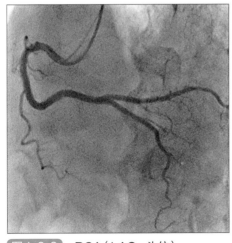

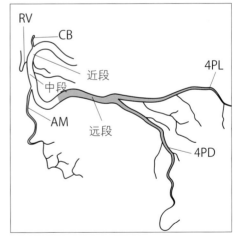

图 1-2-3　RCA（LAO- 头位）

2.2 左冠状动脉投照的要点

左冠状动脉（LCA）投照时，可通过右前斜位（RAO）– 足位角度（图 1-2-4）和 LAO– 头位角度（图 1-2-7）或正位 – 头位（图 1-2-8）来获得整体图像（表 1-2-2）。如果兴趣区在 LCx 上，重点从足位方向（图 1-2-4~1-2-6）投照。如果兴趣区在左前降支（LAD），需要重点从头位方向（图 1-2-7~1-2-9）投照，再进行评估。当冠状动脉左主干（LMT）和开口处存在疑似病变时，可以采用 LAO– 足位角度或 LAO 20° 进行投照，该投照体位下容易进行评估。此外，当评估 RCA 的侧支循环时，适合采用 LAO 投照体位。冠状动脉旁路移植术后，评估 LAD 吻合口时，有时适合采用 LAO 90° 投照体位。

表 1-2-2　评估左冠状动脉各段的投照体位

投照体位	LCA
RAO 30°	LAD、LCx 整体
RAO 30° – 足位 25°	LAD 近段、LCx 近段、OM 近段
RAO 30° – 头位 25°	LAD 中段、远段
正位 – 头位 40°	LAD 中段、远段，Dg 近段
LAO 60°	LAD，LCx 中段、远段
LAO 50° – 头位 25°	LAD 近段、Dg 分叉部
LAO 90°	LAD、LCx 整体、Dg
LAO 40° – 足位 30°（蜘蛛位）	LMT 到 LAD、LCx 分叉处
LAO 20°	LMT

RAO- 足位

- 在此投照体位能观察到以 LCx 为中心的 LCA 整体图像。
- 该投照体位尤其适合评估 LAD 近段、LCx 近段到 OM 近段。
- 在该投照体位下，LCx 末梢与左后侧支（PL）看上去是重合的，因此这两部分不适合采用该投照体位进行评估。

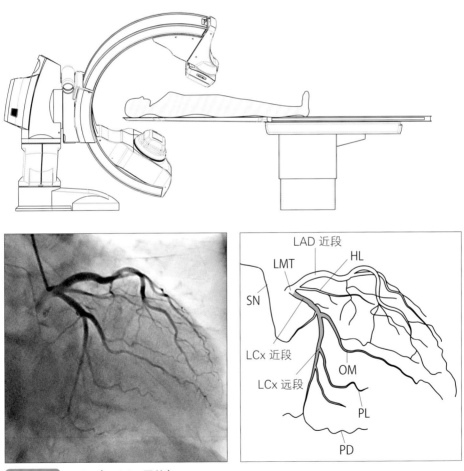

图 1-2-4 LCA（RAO- 足位）

正位 – 足位（别名：AP– 足位）

- 适用于从 LMT 至 LCx、OM 近段的评估。
- 可以评估 LAD 近段。但需要注意的是，中段多有分支重合，所以该投照体位不适用于中段的评估。

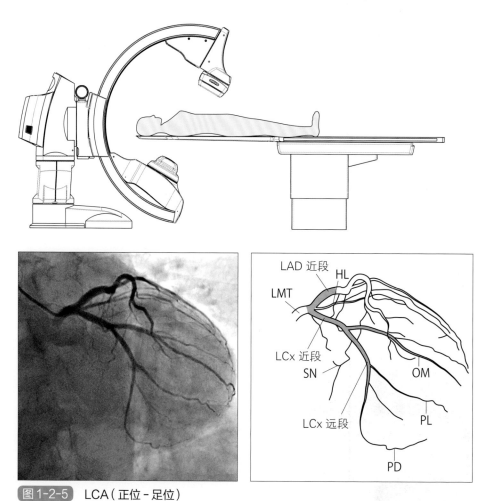

图 1-2-5　LCA（正位 - 足位）

LAO-足位（别名：蜘蛛位）

- 在此投照体位进行造影能够清晰观察到 LMT 到 LAD、LCx、HL 分叉处的图像。

- 在此投照体位下，虽然可以评估 LCx 的情况，但从图像上来看，LAD 沿切线方向短缩，因此，在多数情况下该投照体位并不适用于评估 LAD 狭窄。

- 当 LMT 存在疑似病变时，再从 LAO 20° 的投照体位进行拍摄会更有利于评估。

- 因为图像上看起来像是蜘蛛伸展蛛腿一般，所以这一投照体位也被称为蜘蛛位。

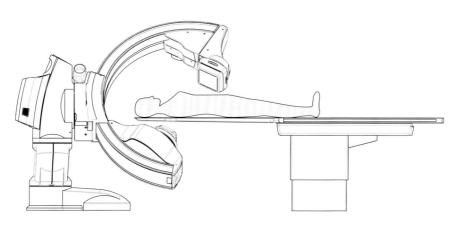

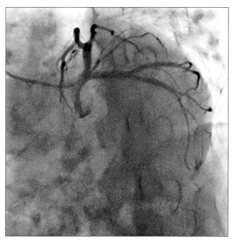
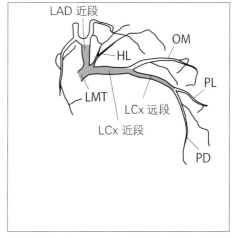

图1-2-6　LCA（LAO-足位）

LAO- 头位

- 在此投照体位能清晰观察到 LAD 近段和中段，以及 Dg$_1$、Dg$_2$ 的图像。
- 适合用于评估从 LCA 到 RCA 远段病变部位的侧支循环。
- 图像与横膈膜重叠的部位较多，因此需要让患者深吸气之后再拍摄，这样拍摄出来的图像更易观察。

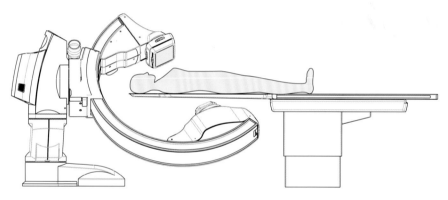

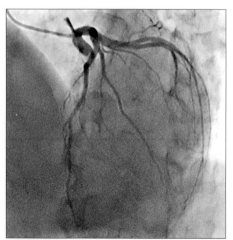

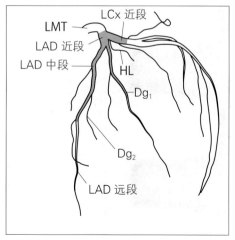

图 1-2-7　LCA（LAO- 头位）

正位 - 头位（别名：AP- 头位）

- 在此投照体位能观察到以 LAD 为中心的 LCA 整体图像。
- 同时也能清晰观察到 LAD 中段和远段，以及 Dg_1、Dg_2 的图像。
- 由于图像上 LAD 的开口处与 LCx 重叠，因此这一投照体位不适用于评估 LAD 的整体情况。但如果不考虑开口处的重叠部位，那么这一投照体位就可以用于评估 LAD 的整体情况。
- 这一投照体位同样也不适用于评估 LCx 的开口处。

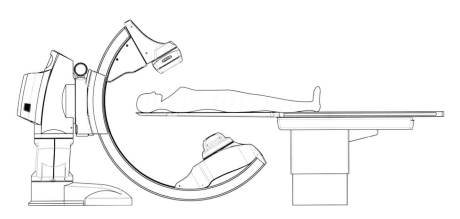

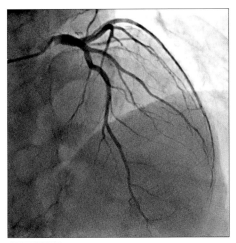
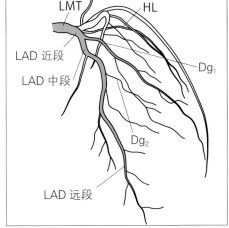

图1-2-8 LCA（正位 - 头位）

RAO- 头位

- 在此投照体位能清晰观察到 LAD 中段到远段的图像。

- 如果将 LAD 近段的图像与 LCx 的图像区分开，就可以同时扩大 RAO 和头位的投照角度。这样一来，就能得到清晰的图像。

- 由于在此投照体位下获得的图像中，LCx 近段到中段的走向与切线方向一致，所以这一投照体位不适用于评估 LCx 近段到中段，但可以用于评估 LCx 末梢和 PL 的狭窄。

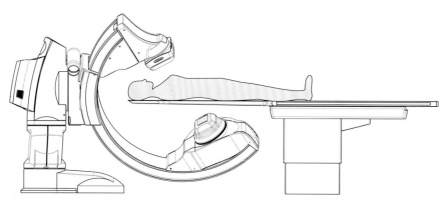

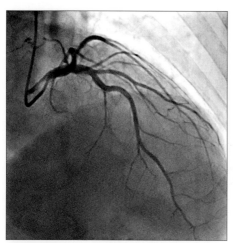

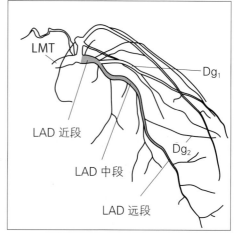

图 1-2-9　LCA（RAO- 头位）[1]

■ 参考文献

[1]「改訂版　確実に身につく心臓カテーテル検査の基本とコツ」（中川義久 / 編），羊土社，2014

第2章　冠状动脉造影读片

1　右冠状动脉造影读片

1.1　右冠状动脉的走行

- 右冠状动脉（RCA）起始于主动脉窦（valsalva 窦）中的右冠状动脉窦，RCA 开口的位置比左冠状动脉（LCA）开口略低（图 1-1-1）。RCA 从右心房和肺动脉之间穿过，然后进入右房室沟内。其间，发出圆锥支（CB）与窦房结支（SN）。
- RCA 主干穿过房室沟到达锐缘支（AM），其间通常会发出 2~3 支右室支（RV）。
- 在 RV 中，通过锐缘部，走行于右心室下壁的血管为 AM。
- 经过锐缘部后，RCA 主干从心脏膈面向左心室走行。其中，走行于后室间沟的部分为右后降支（4PD），发出房室结支（4AV）的部分为右后侧支（4PL）。

1.2　右冠状动脉的评估

- RCA 摄影的标准投照体位有 3 种，包括 LAO 60°、RAO 30°，以及头位与左前斜位的结合（头位 30°-LAO 30°）。一般来说，从这 3 个体位进行摄影，就能观察到 RCA 的整体图像。
- LAO 60° 投照体位特别适合用于对 RCA 整体状况进行评估。
- 如果很难将 C 形臂调整到 LAO 60°，那么调整到 LAO 45° 也足以进行评估。

🖱 针对近段（Seg.1）的评估

- 对包括 RCA 开口在内的近段病变情况进行评估时，需要将投照体位调整到 LAO 60°（图 2-1-1）。如果从 RAO 30° 投照体位进行摄影，那么这个部位的血管走行就会在同一轴线上，从而很难进行评估。

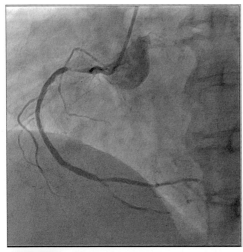
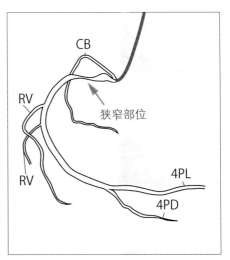

图2-1-1 RCA 近段的造影（LAO 60°）

RCA 近段有狭窄

- 此外，评估近段末梢通过房室沟的部位时，需要分别从 LAO 60° 和 RAO 30° 两个投照体位进行摄影。

针对中段（Seg.2）的评估

- 与近段末梢相同，RCA 在该部位继续沿右房室沟向远端走行。应取 RAO 30° 和 LAO 60° 两个投照体位进行评估（图 2-1-2，2-1-3）。

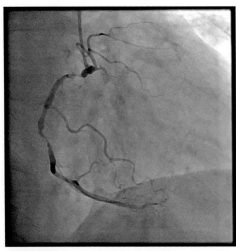
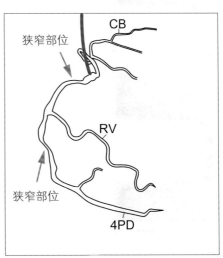

图2-1-2 RCA 中段的造影图像（RAO 30°）

RCA 近段（Seg.1）和中段（Seg.2）有狭窄

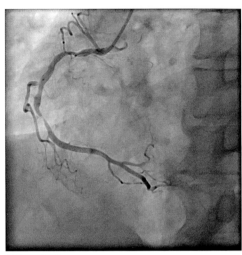
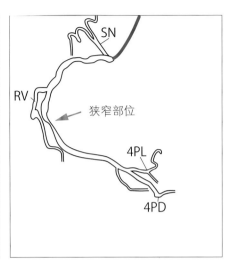

图 2-1-3　RCA 中段的造影图像（LAO 60°）

RCA 中段（Seg.2）有狭窄

针对远段（Seg.3）的评估

- RCA 主干的走行方向与 RAO 30° 的投照体位在同一轴线上，因此，不宜采取 RAO 30° 投照体位。对该部位病变的评估，宜选取 LAO 60° 投照体位（图 2-1-4）。

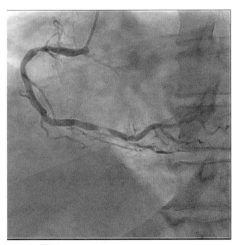
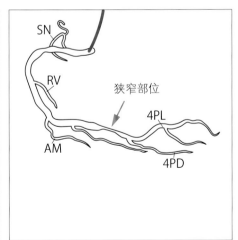

图 2-1-4　RCA 远段的造影图像（LAO 60°）

RCA 远段（Seg.3）有狭窄

▨ 针对后侧支和后降支 [Seg.4（PL, PD）] 的评估

- 为了评估 RCA 主干以及 4PL 和 4PD 分叉处的形态，可以通过 LAO- 头位的投照体位进行造影（图 2-1-5）。

- 可通过 RAO 造影图像对后降支末梢病变部位进行评估，不宜采用 LAO 造影图像，因为 LAO 造影图像的投照体位和该血管走行方向几乎在同一轴线，后降支末梢的病变部位在该图像上呈现短缩，评估时可能会出现遗漏。

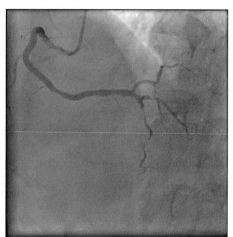 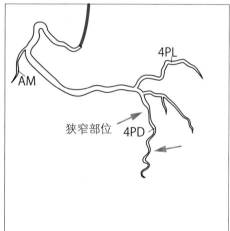

图2-1-5 RCA 后侧支和后降支的造影图像（LAO- 头位）

可以清楚地看到后降支（4PD）有连续的狭窄病变

2 冠状动脉左主干造影读片

- 冠状动脉左主干病变（left main trunk disease，LMTD）的狭窄部位可分为 3 类，包括开口处、体部和远端（即左前降支和左旋支的分叉处附近）。

- 开口处病变较少，但也会出现因大动脉炎、梅毒等引起的病变。

- PCI 对于开口处和体部的病变均有良好的治疗效果，但是对于 LMT 远端的狭窄，以及真性分叉处病变（左前降支和左旋支的分叉处附近的狭窄）治疗效果不佳。

- 由于这些病变部位还关系到是否要采取血运重建术，因此一定要准确评估。

2.1 冠状动脉左主干造影读片的难点

- 在冠状动脉造影中，对 LMT 造影的评估有些难度。

- 原因主要有：①易与分支重叠；②最佳投照体位狭窄；③易受主动脉窦影像干扰；④易出现层流（laminal flow）；⑤个别患者 LMT 短小等。

2.2 冠状动脉左主干的投照体位

- 从主动脉分出的 LMT 的走行方向和角度，以及左前降支和左旋支的分支形态都是因人而异的。

- 为了解 LMT 以及左前降支和左旋支分叉处的形态，需要进行造影。但是由于该部位是三维结构，因此在通过冠状动脉造影对病变进行评估时，需要从多角度进行摄影评估。

●因狭窄所处部位不同，开口处附近、体部、远端均可能存在，所以最佳投照体位有所不同（图 2-2-1~2-2-3，表 2-2-1）。

表2-2-1 LMT 病变部位和投照体位

投照体位	开口处	体部	远端（分叉处）
AP-足位（正位-足位）	◎		○
RAO-足位		◎	◎
LAO-足位（蜘蛛位）	○	○	◎
AP-头位（正位-头位）	◎		
RAO-头位		◎	
LAO-头位			
RAO		○	
LAO			

注：AP-正位；◎ - 最佳投照体位；○ - 合适的投照体位。

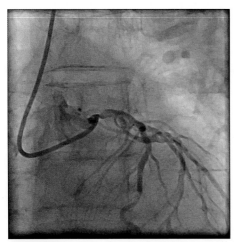
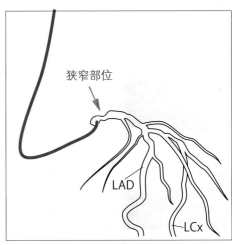

狭窄部位

LAD

LCx

图2-2-1 LMT 开口处造影图像（LAO 15°）

LCA 开口处有狭窄。从 LAO10°~15°，即接近正面的角度进行摄影，有时也可以清楚地看到狭窄

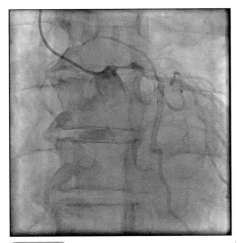 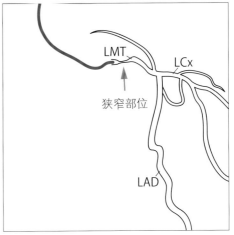

图2-2-2 LMT 体部造影图像（LAO 10°）

LMT 体部有狭窄。从 LAO 10°，即接近正面的角度进行摄影，可以清楚地看到狭窄

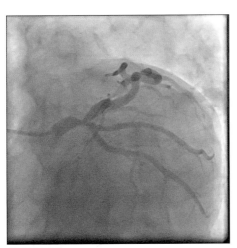 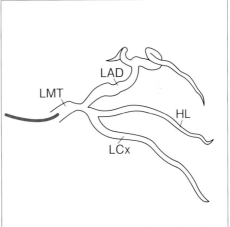

图2-2-3 LMT 分叉处造影图像（LAO- 足位）

在 LMT 远端，LAD 和 LCx 分叉前有狭窄

3 左前降支造影读片

- 左前降支（LAD）是人体非常重要的血管，可为左心室约 1/2 的心肌供应血液，与心肌缺血的关联性极大，往往是 PCI 治疗的对象。
- 造影读片时，关键是要让观察部位在图像上沿长轴方向伸展，暴露病变位置，并清晰地拍摄出对角支和间隔支的分叉处（表 2-3-1）。

🖱 针对近段（Seg.6，Seg.9）的评估

- 评估 LMT 至 LAD 分叉处及 LAD 近段的**最佳投照体位为 AP- 足位**（图 2-3-1）。在该体位图像中，LAD 近段呈垂直方向向头侧走行。
- 可选择 RAO- 足位和 LAO- 足位（蜘蛛位）的投照体位进行摄影，以评估 LAD 根部附近是否发生病变。
- 若对角支从 LAD 起始部发出，即使选择 RAO- 足位和 AP- 足位的投照体位进行摄影，也可能会出现对角支和 LAD 主干重合而导致观察不清的情况。此时，需要将导管沿 LAO 方向深入血管，选择头位和蜘蛛位的投照体位进行摄影，**才能在图像上明确区分对角支和 LAD 主干**。
- 需要注意的是，蜘蛛位的投照角度与 LAD 近段的方向在同一轴线上，LAD 近段在图像上呈短缩。因此，该投照体位不适用于观察病变距离及形态。
- 若在以上投照体位出现血管重合的情况，有时候可以选择 RAO- 头位投照体位，进一步观察。

表2-3-1　LAD 病变部位及投照体位

投照体位	近段	中段	远段
AP- 足位（正位 - 足位）	◎	×	○
RAO- 足位	○	×	○
LAO- 足位（蜘蛛位）	○		
AP- 头位（正位 - 头位）	○	◎	○
RAO- 头位	○	○	○
LAO- 头位	○	○	○
RAO			○
LAO			

注：AP- 正位；◎ – 最佳投照体位；○ – 合适的投照体位；× – 不合适的投照体位。

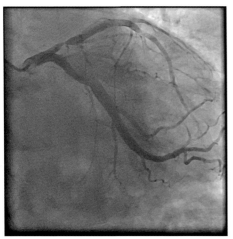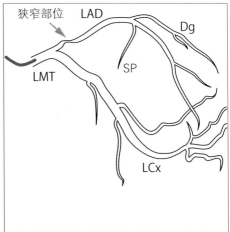

图2-3-1　LAD 近段造影图像（AP- 足位）

该体位适合评估 LAD 近段（Seg.6）

针对中段（Seg.7，Seg.9，Seg.10）的评估

● 中段远离 LAD 起始部且发出对角支和间隔支（SP）。了解分支和主干形态的关键在于选择合适的投照体位。一般来讲，适合选取 AP- 头位（图 2-3-2）。

- 其次是 RAO- 头位。选择 RAO- 头位投照体位进行摄影可观察到对角支和 SP 与主干成 180° 反方向，可清晰地拍摄出对角支起始部病变的情况。

- LAO- 头位也是推荐的投照体位之一。通过 LAO- 头位进行摄影，可清楚明确地区分中段和对角支。但需要注意的是，越靠近 LAD 近段，LAD 图像越短缩，并且中段和 SP 可能会重合。

- RAO- 足位和 AP- 足位适用于观察 LAD 近段病变，但不适用于观察 LAD 中段。因为选择 RAO- 足位和 AP- 足位投照体位对 LAD 中段进行摄影时，可能会出现中段和对角支重合的情况。

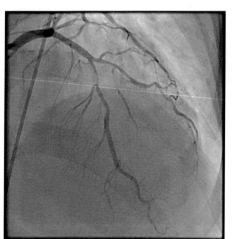 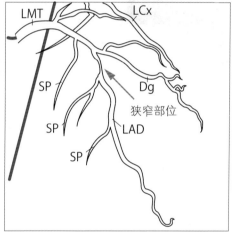

图 2-3-2　LAD 中段造影图像（AP- 头位）

LAD 中段（Seg.7）有狭窄。狭窄在图像中沿长轴方向延伸。在 PCI 治疗中，选择这一投照体位有利于暴露病变位置

针对远段（Seg.8, Seg.10）的评估

- 与中段病变相同，评估远段时宜选取 LAO- 头位（图 2-3-3）、AP- 头位及 RAO- 头位等投照体位。需要注意的是，选择头位时，LAD 远段

血管方向和投照角度处于同一轴线，LAD 远段血管在图像中呈短缩。

● 采用 RAO、RAO- 足位或者 AP- 足位进行摄影，更能准确地评估远段。

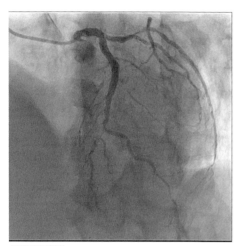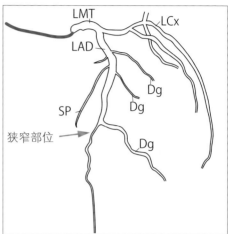

图2-3-3 LAD 远段造影图像（LAO- 头位）

LAD 远段有狭窄

4 左旋支造影读片

- 左旋支（LCx）位于心脏背面。需要注意的是，由于从心导管检查台（导管台）下方向上发射 X 线，所以**拍摄出的回旋支比实际粗**。
- 虽然图像中的回旋支比前降支粗，但从供血范围来看，**前降支实际上才是较粗的血管**。这一点对于在 PCI 治疗中判断球囊大小及支架粗细非常重要。

针对近段（Seg.11, Seg.12）的评估

- 与 LAD 近段病变相同，评估 LCx 起始部附近的最佳投照体位是 AP- 足位（图 2-4-1）、蜘蛛位及 LAO- 头位。（表 2-4-1）
- RAO- 足位也是推荐的投照体位之一。但需要注意的是，由于该投照角度和 LCx 的方向几乎在同一轴线上，所以 LCx 在图像中呈短缩。

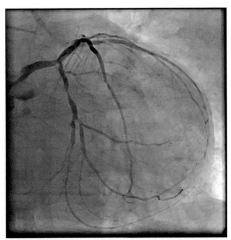
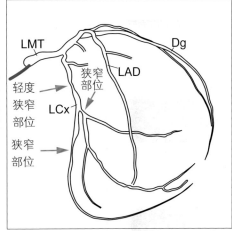

图 2-4-1　LCx 近段造影图像（AP- 足位）

LCx 供血范围大，有多处狭窄。AP- 足位是评估 LCx 近段到中段的最佳投照体位

表2-4-1　LCx 病变部位及投照体位

投照体位	近段	中段	远段
AP–足位（正位–足位）	○	○	×
RAO–足位		○	×
LAO–足位（蜘蛛位）	○		×
AP–头位（正位–头位）			○
RAO–头位			○
LAO–头位	○	○	○
RAO			
LAO			

注：◎–最佳投照体位；○–合适的投照体位；×–不合适的投照体位。

针对中段（Seg.12, Seg.13）的评估

- 一般采用 AP–足位（图2-4-2）和 RAO–足位评估中段病变。除此之外，也可使用 LAO–头位。但是，通过 LAO–头位进行摄影时会出现中段和 PL 重合的情况。

- 有时需要观察 LCx 中段与钝缘支（OM）的分叉处，一般可通过 RAO–足位和 AP–足位进行摄影评估。需要注意的是，这两个投照角

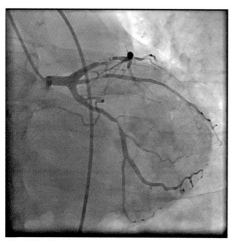
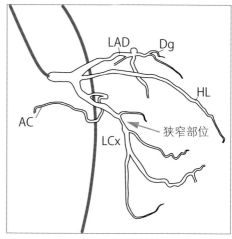

图2-4-2　LCx 中段造影图像（AP–足位）

LCx 中段有狭窄

度和 LCx 走行方向在同一轴线，因此，LCx 在图像上呈短缩，可能会对评估病变长度产生影响。

● 钝缘支起始部和 LCx 主干重合的概率较大，对此，可采用 LAO 或者 LAO+ 蜘蛛位投照体位对该部位进行有效评估。

针对远段（Seg.14, Seg.15）的评估

● 宜选取 LAO- 头位、AP- 头位（图 2-4-3）以及 RAO- 头位。各种角度的足位适用于 LCx 近段摄影，但不适用于观察远段病变。

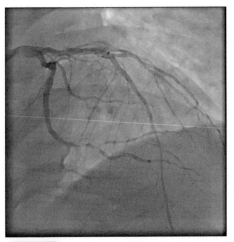
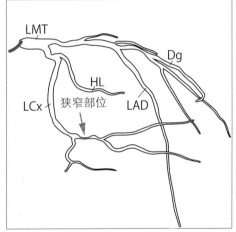

图2-4-3　LCx 远段造影图像（AP- 头位）

LCx 远段有狭窄。AP- 头位适合观察 LCx 远段

5　冠状动脉旁路移植术后的造影读片

5.1　造影的要点

- 可用于治疗心绞痛、心肌梗死等缺血性心肌病的血运重建术，除了 PCI 手术，还有**冠状动脉旁路移植术**（coronary artery bypass grafting，CABG）。
- 有时需要对 CABG 术后的患者进行冠状动脉造影。
  - ▶虽然手术后为了确认移植血管的通畅性进行了造影，但依旧可能存在 CABG 术后多年出现心绞痛复发的情况。
  - ▶不仅要确认移植血管是否存在狭窄和闭塞，还要确认动脉粥样硬化是否会向未建立旁路的冠状动脉发展。

5.2　CABG 术中使用的移植血管种类

- 动脉移植血管可以使用**右胸廓内动脉**、**左胸廓内动脉**、**胃网膜动脉**和**桡动脉**。
- 静脉移植血管可以使用下肢的**大隐静脉**。
- 胸廓内动脉和胃网膜动脉通常不需要离断起始部，一般可用作**原位移植**。
- 静脉移植血管和桡动脉用作**自由移植血管**时，必须将两端被切断的血管的一端与主动脉吻合，另一端与冠状动脉吻合。
- 一般来说，原位移植的血管通畅率更高。心血管外科医师在进行

一点建议 参考术中记录进行造影和读片

参考 CABG 术中记录进行造影非常重要。静脉移植血管与主动脉的吻合口处是有标记的，但是现在主要使用原位移植，如果不参考术中记录的话，就无法得知移植血管的状态。另外，如果有术后造影的相关资料，可在后续的造影中参照该资料。

CABG 手术时，应尽量减少静脉移植血管的使用，多使用原位的动脉移植血管。

左胸廓内动脉移植血管

● 左胸廓内动脉移植血管（LITA）通常与 LAD 吻合（LITA-LAD）（图 2-5-1）。LITA-LAD 的移植是 CABG 术中最重要的一环。

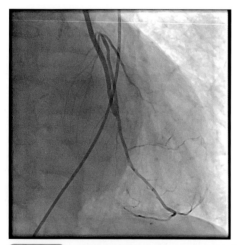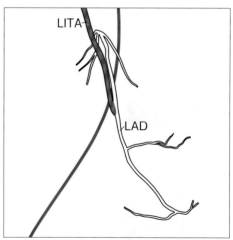

图 2-5-1 左胸廓内动脉移植血管的确认（AP）
在该病例中 LITA 与 LAD 吻合

右胸廓内动脉移植血管

● 右胸廓内动脉移植血管（RITA）多与 LCx 吻合（RITA-LCx）（图 2-5-2），但有时也会与 RCA 区域吻合，此外还可以作为自由移植血管使用。

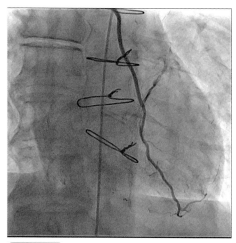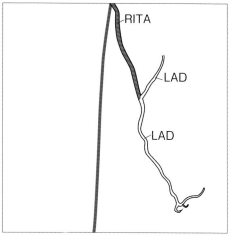

图2-5-2　右胸廓内动脉移植血管的确认（AP）

在该病例中 RITA 与 LAD 吻合

胃网膜动脉移植血管

● 胃网膜动脉移植血管（GEA）多穿过横膈膜与 RCA 吻合（图 2-5-3）。造影时，需要熟悉腹腔动脉的分支解剖。

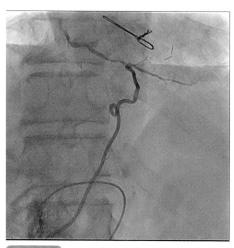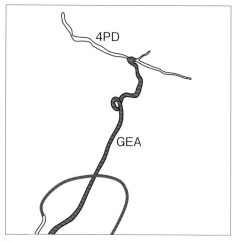

图2-5-3　胃网膜动脉移植血管的确认（AP）

在该病例中 GEA 和 RCA 远段的 4PD 吻合

静脉移植血管

- 静脉移植血管（SVG）通常用于和主动脉吻合（Ao-SVG）情况下的移植（图 2-5-4）。由于胸廓内动脉通常与 LAD 吻合，因此，Ao-SVG 通常与 RCA 或 LCx 吻合。
- 通常与主动脉前面吻合，其吻合口处设有标记。

桡动脉移植血管

- 桡动脉移植血管（RA）与 SVG 都是自由移植血管，一般可以使其在主动脉和 RCA 或 LCx 之间吻合。

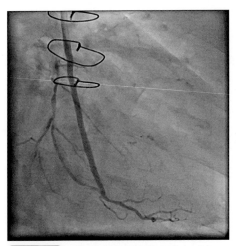
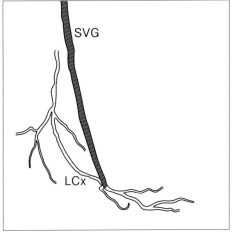

图2-5-4 静脉移植血管的确认（AP）

在该病例中 SVG 与 LCx 远段吻合

1　通过解剖来掌握冠状动脉的走行

- 冠状动脉的走行并不复杂，熟悉心脏的解剖即可掌握其走行状况。心脏由四腔组成，即右心房、左心房、右心室、左心室。冠状动脉在心脏表面沿心腔的分界线走行（图 3-1-1）。心房和心室的分界线叫作房室沟，心室和心室的分界线叫作室间沟。

- 位于右心房和右心室之间的房室沟：RCA Seg.1、RCA Seg.2，沿三尖瓣瓣环外侧走行。

- 位于左心房和左心室之间的房室沟：LCx Seg.11、LCx Seg.13，沿二尖瓣瓣环外侧，与心肌回流的静脉（冠状静脉窦）平行走行。

- 心脏前面的右心室和左心室之间的室间沟：LAD Seg.6、LAD Seg.7、LAD Seg.8，沿室间沟走行，并从 LAD 发出多支供养室间隔的间隔支。

- 心脏后面（下面）的右心室和左心室之间的室间沟：RCA Seg.4PD，沿室间沟走行。室间隔位于 LAD 的对面。走行于房室沟的右冠状动脉，在朝向室间沟的部位急速转变方向，接近 90°。

> **一点建议**　掌握冠状动脉的三维结构
>
> 　养成基于心脏解剖理解冠状动脉造影图像的良好习惯，就能够想象出立体的冠状动脉造影图像，若不进行该训练，就只能看到眼前的二维图像。很多可以熟练进行 PCI 的医师，虽然可以理解从不同角度投照的造影图像，但在脑海里无法形成立体图像。只有经常进行上述训练，才能在脑海里形成立体图像。

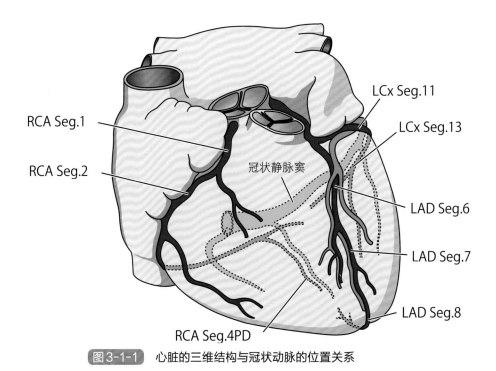

RCA Seg.1

RCA Seg.2

冠状静脉窦

LCx Seg.11

LCx Seg.13

LAD Seg.6

LAD Seg.7

LAD Seg.8

RCA Seg.4PD

图 3-1-1　心脏的三维结构与冠状动脉的位置关系

一点建议　**为什么要进行多角度的投照**

　　评估冠状动脉的不同部位，其相应的最佳投照体位大致是确定的。评估时，需要从多个角度选取能够准确判断狭窄程度的最佳投照体位。此外，最佳投照体位还应满足血管无重叠、病变节段边界显示清晰这一要求。但是，若从某一体位投照并不能充分评估病变，则需要根据病变情况对投照体位进行细微调整。为了准确地找到最佳投照体位，要求医师有丰富的临床经验，并熟知冠状动脉的解剖结构。

2　冠状动脉造影的常用投照体位

- 若想掌握冠状动脉造影的常用投照体位，可以参考图 3-2-1 所示的两个平面。第一个平面是**心室间面**，第二个平面是**房室间面**。在摄影和读片时想象这两个平面，可以加深对冠状动脉的理解。

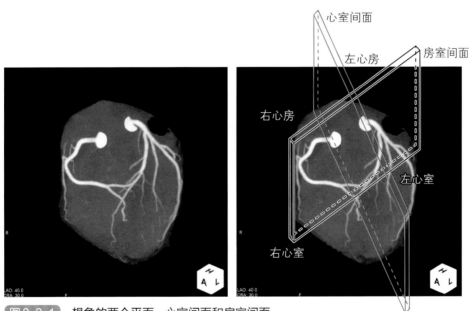

图3-2-1　想象的两个平面：心室间面和房室间面
（LAO- 头位造影图像）

2.1 常用的投照体位

RAO 30° 投照体位（图3-2-2，3-2-3）

- 从该体位进行摄影可以清楚地看到**心室间面**，即包含室间隔的平面。若从 RAO 30° 进行摄影，则从管球发出的 X 线会直接穿透心室间面。也就是说，从 RAO 30° 进行摄影，可以清楚地看到心室间面的整体情况。

- 左心室呈橄榄球状。从橄榄球的正侧面看，左心室图像呈现出的椭圆形长轴最长的切面就是**左心室长轴切面**，从该投照体位进行摄影，能够如实反映位于该切面的 LAD 和 PD 长度。

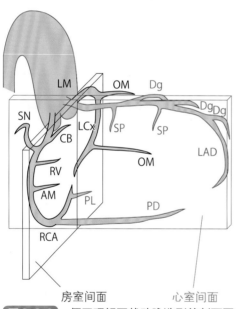

房室间面　　心室间面

图3-2-2　便于理解冠状动脉造影的剖面图（RAO 30°，心室间面）

如图所示，可以将冠状动脉的 3 个主要分支理解为，在房室间面和心室间面这两个垂直相交的平面上走行，这样更易于理解冠状动脉造影。LAD 和 PD 位于包含室间隔的心室间面上，RCA 和 LCx 的主干位于房室间面上

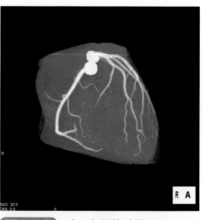

图3-2-3　左、右冠状动脉 RAO 30°造影图像

LAO 60° 投照体位（图 3-2-4）

- 从该投照体位进行摄影可以清楚地看到**房室间面**，即分隔心房与心室的平面。若从 LAO 60° 进行摄影，则从管球发出的 X 线会直接穿透房室间面，也就是说，从 LAO 60° 进行摄影，可以清楚地看到房室间面的整体情况。

- 如前文所述，左心室呈橄榄球状。从橄榄球侧面最近似正圆的角度看，此时看到的切面就是**左心室短轴切面**。

- 房室间面是包含二尖瓣瓣环和三尖瓣瓣环的平面，由于 RCA 主干近段沿三尖瓣瓣环走行，LCx 主干近段沿二尖瓣瓣环走行，所以从该角度进行摄影可以如实**反映 RCA 主干近段和 LCx 主干近段的长度**。

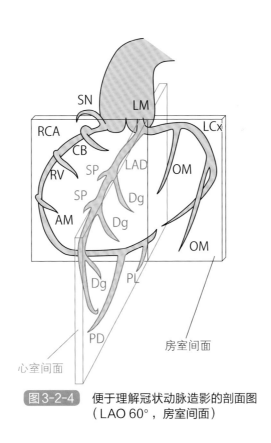

心室间面

房室间面

图3-2-4 便于理解冠状动脉造影的剖面图
（LAO 60°，房室间面）

2.2 借助附录掌握的投照体位

※ 请参考第 44 页的附录。

RCA 造影（LAO，图 3-2-5）

- 以 LAO，即垂直于房室间面的投照体位对 RCA 进行摄影。由于 RCA 沿三尖瓣瓣环走行，所以在图像上看起来像英文字母 "C"。
- 这是评估 RCA 时的最佳投照体位。

A)

B)

C)

D)

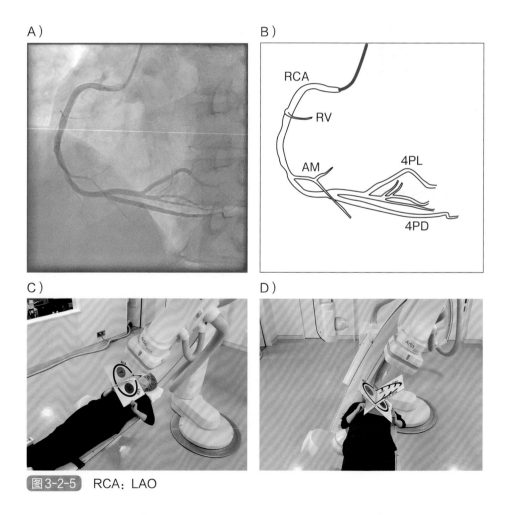

图3-2-5　RCA：LAO

RCA 造影（RAO，图 3-2-6）

- 以 RAO，即**垂直于心室间面的投照体位**对 RCA 进行摄影，可以如实反映在心室间面上走行的 4PD 长度。
- 由于 RCA 部分（近段）在房室间面，部分在心室间面，所以在图像上看起来像英文字母"L"。

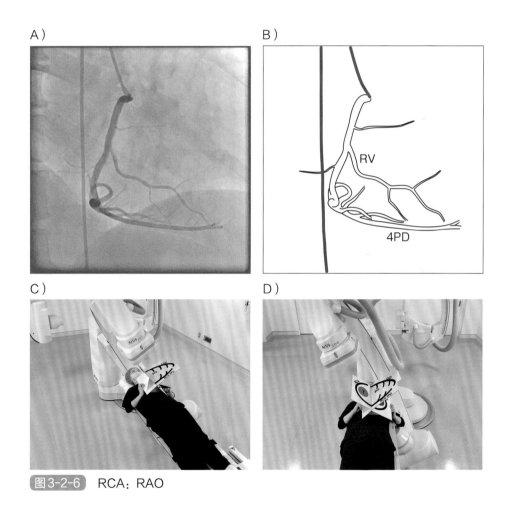

A）　　　　　　　　　　　　　B）

C）　　　　　　　　　　　　　D）

图3-2-6　RCA：RAO

▨ LCA 造影（LAO，图 3-2-7）

- 以 LAO，即垂直于房室间面的投照体位对 LCA 进行摄影。在图像中，LCx 沿二尖瓣的瓣环走行。
- LAD 则是笔直地向下方走行。

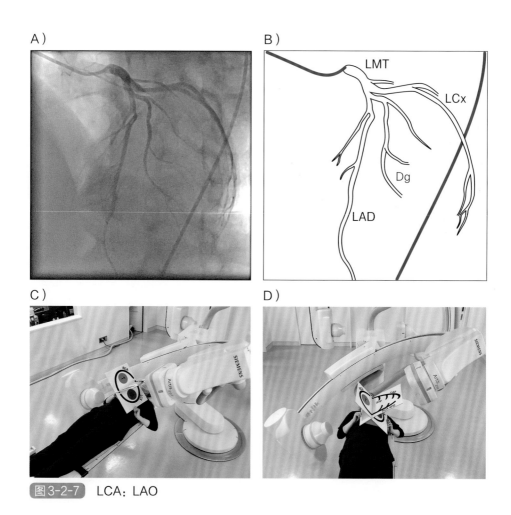

图3-2-7 LCA：LAO

LCA 造影（RAO，图 3-2-8）

- 以 RAO，即垂直于心室间面的投照体位对 LCA 进行摄影。该投照体位适用于观察沿前室间沟走行的 LAD。
- 这是评估 LCA 的最佳投照体位，此时在该造影图像上 LAD 与 LCx 几乎没有重叠，便于观察。

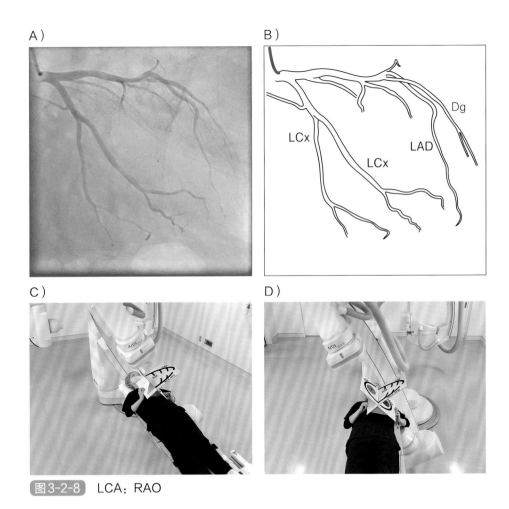

图3-2-8　LCA：RAO

- 将附录①和附录②分别画在两张较大的白纸上。然后如下页完成图的照片所示，将两张白纸呈直角交叉组合在一起。也可以将附录①和附录②的图放大后打印使用。

- 拿着这个模型躺在导管床上，将模型放在自己的身体上，操纵 C 型臂移动至各个投照体位，一边想象各个体位的造影图像，一边与模型进行对比并思考。

- 要培养自己的空间想象能力，掌握冠状动脉的立体走行。此外，还应掌握二尖瓣、三尖瓣的位置和朝向，以及各心腔的位置。

- 这样对掌握冠状动脉造影的常用投照体位有很大帮助。若有存疑，可以自行尝试。

- 该模型适用于资历尚浅的年轻医师，希望大家能充分地运用该模型。

附录①

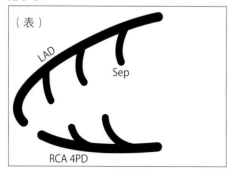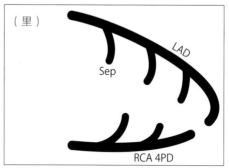

附录②

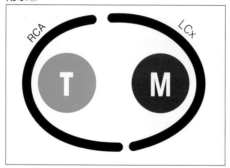

完成图（右侧）

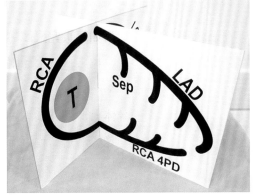

完成图（左侧）

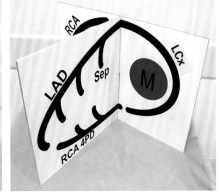

将两张纸呈直角交叉组合，并固定在一起。借助这个立体模型进行解释、说明，便于尽早掌握造影读片的技巧

3 与冠状动脉 CT 图像之间的对比

3.1 冠状动脉起始部的形态结构

- 图 3-3-1 是左、右冠状动脉起始部的 CT 截面图像。如图所示，RCA 是向上发出的。

- 对左心室进行造影时，会存在因空气进入而引发并发症的情况（当然，应当避免这种情况）。也正因 RCA 的形态结构如此，当空气进入冠状动脉时，往往会进入 RCA 中。

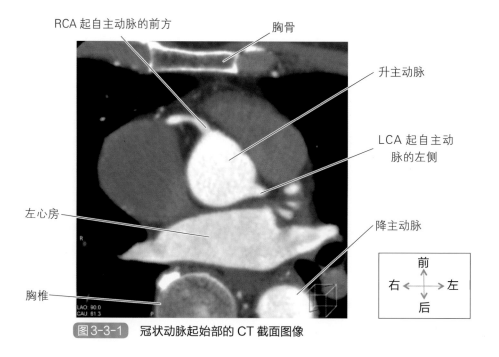

图3-3-1 冠状动脉起始部的 CT 截面图像

● 主动脉瓣复合体包含主动脉瓣和主动脉窦。图 3-3-2 是其三维 CT（3D–CT）图像。RCA 起始于右冠状动脉窦，LCA 起始于左冠状动脉窦。

● 需要特别注意的是，RCA 向上发出后不久，会向右弯曲。

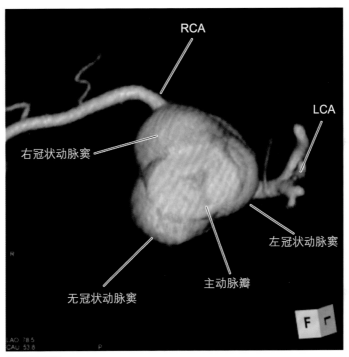

图3-3-2　3D-CT：从足位看到的主动脉瓣复合体

3.2 从各个方向看到的心脏表面的形态结构

从患者正面看到的心脏

- 心脏向左侧和下方倾斜（图3-3-3）。
- 该图像是经过计算机处理，并消除肺动脉后的图像。LCA的起始部位于肺动脉后方，无法直接从正面看到。

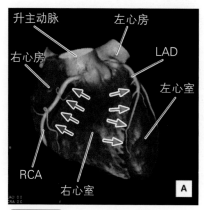

图3-3-3 心脏CT：正面

: → ：右房室沟
: → ：前室间沟

从患者右侧面看到的心脏

- RCA沿**右房室沟**走行（图3-3-4）。
- 右房室之间有三尖瓣，因此，RCA沿三尖瓣瓣环走行。

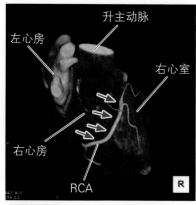

图3-3-4 心脏CT：右侧面

: → ：右房室沟

从患者右前斜位看到的心脏

- 即从平行于室间隔的方向看（图3-3-5）。
- 从左心室最宽的侧面看，可以看到**右侧壁正面**；从切线方向可以看到前壁和下壁连接处。

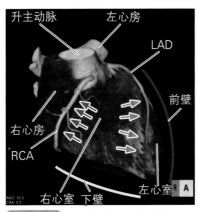

图3-3-5 心脏CT：右前斜位

从患者左前斜位看到的心脏

- 从心尖部观察心脏，可以看到**前壁正面**；从切线方向可以看到右侧壁和左侧壁连接处（图3-3-6）。

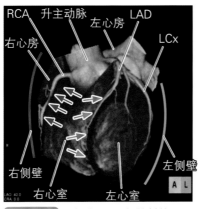

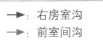

图3-3-6 心脏CT：左前斜位

从患者左前斜位 – 头位看到的心脏

- 可以看到前壁正面，且范围较广（图 3-3-7）。

- 如图所示，LAD 沿前室间沟走行。

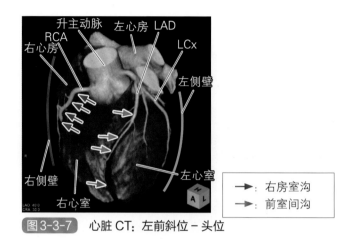

图3-3-7 心脏 CT：左前斜位 – 头位

从患者左侧面看到的心脏

- 可清楚地看到左侧壁到下壁的图像，LAD 和 LCx 沿左心室走行（图 3-3-8）。

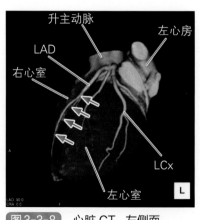

图3-3-8 心脏 CT：左侧面

从患者头位看到的心脏

- RCA 沿右房室沟下行，LAD 沿前室间沟下行，LCx 沿左房室沟下行（图 3-3-9）。

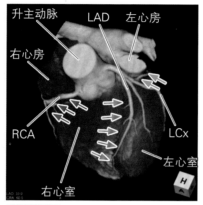
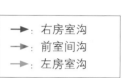

图3-3-9 心脏 CT：头位

从患者左后方看到的心脏

- LCx 沿左房室沟向下壁走行（图 3-3-10）。
- 左房室之间有二尖瓣，因此，LCx 沿二尖瓣瓣环走行。
- 可以隐约看到沿右房室沟走行的 RCA 向下壁延伸。

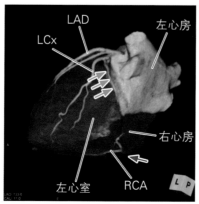
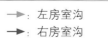

图3-3-10 心脏 CT：左后方

从患者足位看到的心脏

- 即仰视心脏下壁的方向，在导管室内无法从该方向进行冠状动脉造影的摄影。
- 只有借助计算机对 CT 图像进行处理，才可获得该方向的图像。
- RCA 末梢（4PD）从心脏十字交叉处沿后室间沟向心尖部走行（图 3-3-11）。

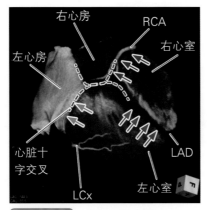

图 3-3-11 心脏 CT：足位
图中两条交叉的红色虚线即为心脏十字交叉

从患者左前斜位 - 足位看到的心脏

- LAD 沿室间隔走行，LCx 则沿左侧壁到下壁的心肌走行，并发出分支（图 3-3-12）。

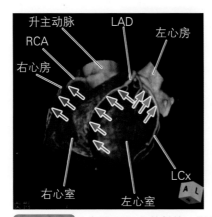

图 3-3-12 心脏 CT：左前斜位 - 足位

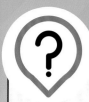

一个小问题 Q&A

冠状动脉因何得名

若将心脏比作人的头部，那么冠状动脉看起来就像是头上的冠冕，因此得名"冠状动脉"。

- 冠状动脉的"冠"，顾名思义就是冠冕。英文"coronary"也是"冠冕"的意思。了解心脏的解剖结构后就会明白这个字的含义了。若将心脏比作人的头部，其左右也各有一只耳朵（心耳）；心尖部是心脏的最尖端，因此相当于下颌。右冠状动脉在右心耳附近走行，左旋支在左心耳附近走行。沿房室沟走行的右冠状动脉近段和左旋支近段看起来就像是从两耳绕向后脑的头冠，因此得名"冠状动脉"。

- 据说唐僧一念咒，孙悟空头上戴着的金箍就会将头紧紧地箍住，以示惩处。冠状动脉的走行正如孙悟空的金箍一样，由于缠绕在心脏上，所以才被称为冠状动脉。沿室间沟走行的左前降支和右后降支则像是从冠冕垂向下颌的装饰一样。以上是作为一名心血管内科医师必备的知识。

第4章 冠状动脉病变部位的造影读片

1 狭窄程度的评估

1.1 冠状动脉造影检查的记录要点

- 缺血性心脏病通常是由冠状动脉狭窄或闭塞造成的。因此，**正确评估冠状动脉狭窄程度**是诊断缺血性心脏病的基础。
- 汇总冠状动脉造影检查的结果时，需要简明扼要地记录**冠状动脉整体**的形态变化。
- 一般来说，除了需要记录**狭窄程度超过 50%** 的冠状动脉病变支数（0 支、1 支、2 支、3 支），还需要记录冠状动脉各个部位的**狭窄程度、病变形态、有无侧支循环**，并确定其是否为急性冠脉综合征的病变部位。此外，还应记录既往的治疗史（如冠状动脉支架植入等）。
- 本部分主要介绍在冠状动脉的形态发生变化时，如何评估其狭窄程度。

1.2 狭窄程度的评估方法

- 一般来说，冠状动脉病变的狭窄程度可以通过**视觉评估法**或**定量冠状动脉造影（QCA）技术**进行评估。如图 4-1-1 的计算公式所示，狭窄程度可以通过直径减少的百分比来计算，即病变狭窄处血管直径较其近心端和远心端正常血管直径减少的百分率。
- QCA 是利用计算机准确测量冠状动脉直径和长度的技术（详见后文）。狭窄程度以实际测量出的数值计算的百分比来表示。
- 利用视觉评估法测算狭窄程度时，可以通过目测血管直径来计算结果并进行评估。
- 然而，即使通过视觉评估法得出的结论已经经过了严格的计算，其准确度依然较低，因此，往往会使用 AHA 分段法对狭窄程度进行分级。正如表 4-1-1 所示，狭窄程度可分为 7 个等级，包括 0、25%、50%、75%、90%、99%、100%（完全闭塞）。这种通过视觉评估将狭窄程度分为 7 个等级的方法是基于 AHA 分段法产生的，在世界范围内的临床一线得到了广泛的应用和认可。

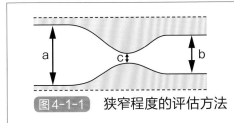

$$狭窄程度 = \left[1 - \left(\frac{2c}{a+b}\right)\right] \times 100\%$$

※　a= 狭窄处附近近心端的血管直径
　　b= 狭窄处附近远心端的血管直径
　　c= 狭窄处的血管直径

图 4-1-1　狭窄程度的评估方法

表 4-1-1　通过视觉评估法对冠状动脉狭窄程度的分级

狭窄程度的分级	血管直径的实际狭窄程度
0	无
25%	25% 以下
50%	26%~50%
75%	51%~75%
90%	76%~90%
99%	91%~99%
100%	完全闭塞

2 定量冠状动脉造影

2.1 定量冠状动脉造影的含义

- **定量冠状动脉造影（QCA）**是为了客观地评估冠状动脉狭窄程度而研发的技术。

- QCA 是在进行冠状动脉造影时，利用计算机来测量冠状动脉直径和长度的方法，广泛应用于临床。在 PCI 手术中，可以借助 QCA 确定球囊、支架等器械的型号；在 PCI 术后，QCA 还能作为评估工具对疗效进行评估。

- 在临床评估冠状动脉狭窄程度时，通常使用基于 AHA 分段法的视觉评估法，将狭窄程度分为 7 个等级进行评估（表 4-1-1）。但由于其缺乏客观性，在公布数据或评估治疗效果时，必须要使用 QCA 进行分析。

- 本部分主要介绍 QCA 的原理及标准化分析的功能与步骤等。

2.2 利用 QCA 软件进行自动边缘检测

- 将冠状动脉的造影图像导入计算机，使用自动边缘检测算法（edge detection algorithm）来描绘血管边缘，然后进行 QCA 分析。

- 确定冠状动脉图像中的起点和终点之后，通过改变造影剂浓度的方式来调整成像对比度，在区间内描绘出血管的边缘轮廓。图 4-2-1 为有狭窄病变的冠状动脉造影图像以及 QCA 软件分析后的图像，图 4-2-2 则是其分析结果。

A）冠状动脉造影图像

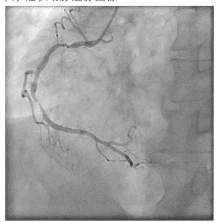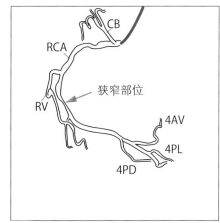

B）利用计算机进行自动边缘检测

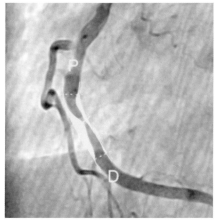

通过计算机描绘出狭窄处的血管边缘和假设
不存在狭窄的血管边缘

C）基于QCA软件的分析结果

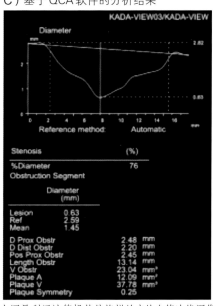

上图是利用计算机软件将描绘出的血管边缘图像
进行分析后的图表。其中主要数据的含义如下

%Diameter：狭窄程度　　　　D Prox Obstr：狭窄处附近近心端的血管直径
Lesion：最小血管直径　　　　D Dist Obstr：狭窄处附近远心端的血管直径
Ref：参考血管直径　　　　　　Length Obstr：病变长度
　　上图中假设血管各部位的截面为圆形，以此为前提，显示狭窄处的血
　　管面积狭窄程度

图4-2-1　定量冠状动脉造影

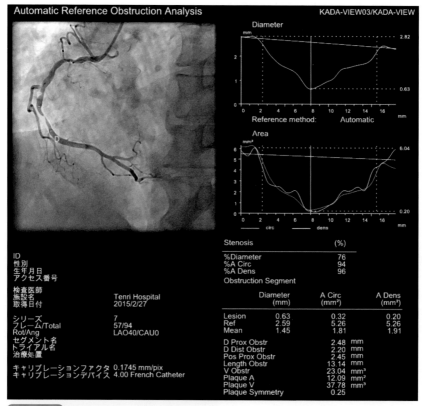

图4-2-2 基于 QCA 软件分析的报告示例

如图所示，包括狭窄处的血管边缘图像及其分析结果

2.3 QCA 分析中需测量的值

最小血管直径（minimal lumen diameter，MLD）

● 指血管狭窄程度最严重部位的直径。从多个角度观察，找到其中显示血管直径最小的角度进行测量（图 4-2-3）。

参考血管直径（reference diameter，RD）

● 参考血管直径可以根据位于狭窄处近心端、远心端的正常血管直径来推算，即假设 MLD 处没有狭窄时的血管直径。

狭窄程度（diameter stenosis）

- 狭窄程度可由参考血管直径和最小血管直径计算得出。

病变长度（obstruction length）

- 与假设没有狭窄的情况进行对比，自狭窄处血管边缘的交界处确定狭窄的起点和终点，就能得出病变长度。也就是说，狭窄处血管边缘的交界处的起点到终点的距离就是病变长度。

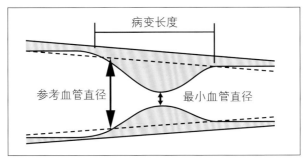

图4-2-3 最小血管直径和参考血管直径

2.4 评估 PCI 疗效的重要指标——QCA 数据

即刻管腔获得（acute gain）

- 该数据是指利用球囊、支架扩张血管狭窄处进行治疗时，治疗前后的 MLD 的差值。该数据代表治疗后管腔直径扩大的部分。

晚期管腔丢失（late loss）

- 该数据可以显示出与 PCI 术后即刻相比，**慢性期的 MLD 变化**；也是对药物洗脱支架的再狭窄抑制效果进行性能评估的重要数据。

3 评估病变形态

3.1 评估病变形态的重要性

- 除了评估狭窄程度，评估**狭窄部位的病变形态**也很重要。仔细观察冠状动脉造影图像，便会发现同一位患者的冠状动脉内存在多种局部观察结果。

- 主要从**病变长度、狭窄的偏心性、内膜的性状、是否有血栓以及血管是否发生钙化**等方面来评估病变形态。此外，**病变部位的弯曲度、开口处和分叉处病变**等也是评估病变形态的重要方面。（表 4-3-1，图 4-3-1~4-3-5）

表 4-3-1 冠状动脉病变的形态学特征

病变长度	采取使病变部位在图像上呈最长的体位投照。测量狭窄处近心端至狭窄处远心端"肩部（shoulder）"之间的纵向距离，或测量狭窄程度达到 50% 以上的狭窄段长度 局限性狭窄长度： < 10 mm 管状狭窄长度：10 ~ 20 mm 弥漫性狭窄长度： > 20 mm
开口处病变 （图 4-3-1）	指距离血管开口处 3 mm 以内的病变
成角病变 （图 4-3-2）	测量狭窄近段管腔的中心线与狭窄远段直线血管腔的中心线夹角 ·轻度： < 45° ·中度：45° ~ 90° ·重度： > 90°
分叉处病变 （图 4-3-3）	当狭窄病变处有管径超过 1.5 mm 的分支发出，或者冠状动脉狭窄毗邻或累及侧支分叉处时，会出现分叉处病变
钙化病变 （图 4-3-4）	病变部位血管壁上可见明显的密度增高影 ·中度：在未注射造影剂的情况下，通过钙化随心脏跳动便可甄别 ·重度：在未注射造影剂时，钙化与心脏跳动无关，可通过心脏透视甄别
完全闭塞	造影剂无法通过
血栓性病变 （图 4-3-5）	图像中能清楚地看到管腔内边界清晰的充盈缺损。在多个相邻的血管壁间游离存在，不与血管壁粘连。有无造影剂都能观察清楚
病变近段弯曲度	病变近段血管的弯曲程度 ·中度：狭窄近段有两个 > 75° 的弯曲 ·重度：狭窄近段有 3 个以上 > 75° 的弯曲或有两个以上 > 90° 的弯曲

- 病变形态之所以非常重要，是因为医师可以通过其形态预估 PCI 治疗中可能出现的困难及长期预后的再狭窄率。反过来说，准确评估病变形态是提高 PCI 成功率、降低并发症发生率的基础。

- 冠状动脉病变部位位于一个三维立体空间内。因此，在评估其病变形态时，要从多个角度多方位观察，而不是仅从一个角度观察。

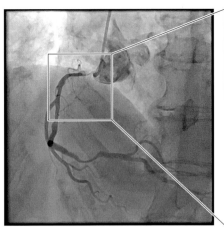
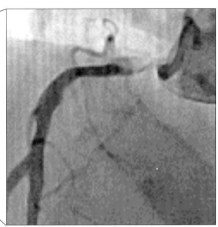

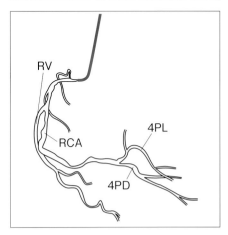

图4-3-1 开口处病变造影图像（LAO）

从造影图像中可看出，RCA 开口处发生病变，其中右上图为放大后的狭窄部位。开口处是 PCI 术后再狭窄率极高的部位

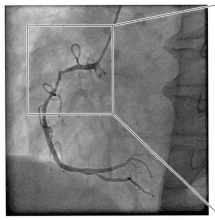
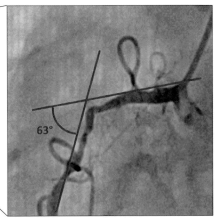

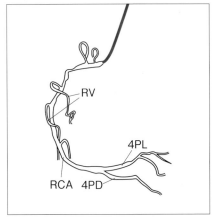

63°

RV

4PL

RCA   4PD

图4-3-2　成角病变造影图像（LAO）

从图像中可看出，RCA 近段发生成角病变，成角为 63°，属于中度成角病变

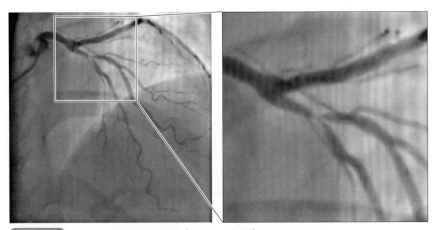

图4-3-3　分叉处病变造影图像（LAO-头位）

从图像中可看出，左前降支和对角支的分叉处发生病变。主支分叉处前后及作为侧支的对角支根部也出现狭窄。分叉部位都出现狭窄的病变即为真性分叉处病变（参考第73页）

A）冠状动脉造影图像

B）左冠状动脉造影病例的 CT 图像

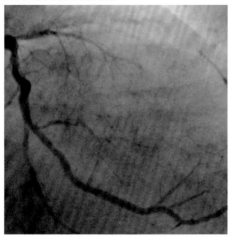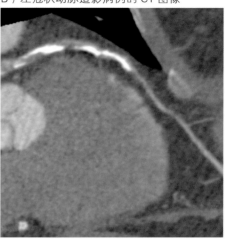

图4-3-4　钙化病变造影图像（RAO－足位）

该病例为左前降支出现闭塞。从造影图像中可看出，发生闭塞的左前降支末梢处有自左旋支发出的侧支循环，可以大致推断出闭塞部位发生钙化。通过 CT 图像可清楚地看出闭塞部位发生了钙化

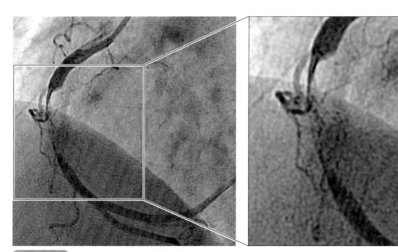

图4-3-5　血栓性病变造影图像（LAO）

从图像中可看出，右冠状动脉因血栓性病变而出现狭窄。右图是血栓部位的放大图像，可见少量造影剂浸入血栓

3.2 基于冠状动脉病变形态对 PCI 风险进行评估

- 治疗缺血性心脏病时，通常使用 PCI。因此，需要评估 PCI 的风险。一般基于表 4-3-2 所示的 ACC/AHA 形态分类法[1]进行风险评估。

- 该 PCI 风险评估法是在支架尚未出现，即单纯球囊导管扩张时期的治疗方法，是基于 NHLBI PTCA Registry 数据设计的。虽然如今药物洗脱支架治疗法已成为标准治疗手段，但该评估法仍被广泛使用。

- 在本评估法中，根据 PCI 的风险高低程度将病变分为 4 类，具体如下。

  ▶ 低风险：A 型病变。

  ▶ 中风险：B 型病变。

    ※ 仅符合表 4-3-2 中的 1 个基准项时：B1 型病变。

    ※ 符合表 4-3-2 中的两个以上基准项时：B2 型病变。

  ▶ 高风险：C 型病变。

表 4-3-2　ACC/AHA 形态分类法

低风险（A 型病变）	
局限性病变（< 10 mm）	同心性病变
容易到达病变处	病变部位弯曲度为轻度（< 45°）
管壁光滑	未出现钙化或出现轻度钙化
非完全闭塞病变	非开口处病变
非分叉处病变	无血栓
中风险（B 型病变）	
管状病变（10~20 mm）	偏心性病变
近段有中度成角病变	病变部位有中度成角病变
管壁不规则	中度或重度钙化
慢性完全闭塞病变 < 3 个月	分叉处病变（需放置双导丝）
非开口处病变	
少量病变	
高风险（C 型病变）	
弥漫性病变（> 20 mm）	病变近段有重度成角病变
病变部位有重度成角病变	
慢性完全闭塞病变 < 3 个月	
无法用导丝进行保护的分叉处病变	
静脉桥血管病变	

4 心肌梗死溶栓试验分级

4.1 评估冠状动脉再灌注的方法

- 急性心肌梗死的治疗目标是尽早使闭塞的冠状动脉重新开通。

- 通过冠状动脉造影，评估再灌注后血流状况的方法有心肌梗死溶栓试验（TIMI）分级和 Blush 分级。

- 为了评价溶栓疗法的有效性，美国在 1985 年进行了名为"TIMI"的大规模实验研究[2]，并在该实验中制定了 TIMI 分级。TIMI 分级最初是被用于描述急性心肌梗死溶栓后冠状动脉血流的情况。实验结束后该方法在世界范围内受到了认可，并被广泛应用于临床治疗。

- TIMI 分为 4 个等级，"0"级表示最差，"3"级表示实现了最好的溶栓效果（表 4-4-1，图 4-4-1~4-4-4）。

- 该分级标准与急性心肌梗死患者的预后和左心功能显著相关，是一项重要指标，被广泛应用。

表4-4-1　TIMI 分级

分级	血流状况
0级（图 4-4-1）	在闭塞部位无前向造影剂充盈
1级（图 4-4-2）	造影剂通过闭塞部位，但有停滞，在闭塞部位末梢血管无充盈
2级（图 4-4-3）	造影剂通过闭塞部位并到达末梢血管，但闭塞部位末梢的充盈和排空与正常血管（对侧的冠状动脉和梗死相关血管闭塞部位的近段）相比，速度减慢，在闭塞部位末梢处造影延迟
3级（图 4-4-4）	造影剂通过闭塞部位并到达末梢血管。闭塞部位末梢的充盈和排空速度与正常血管完全相同

RCA（LAO）

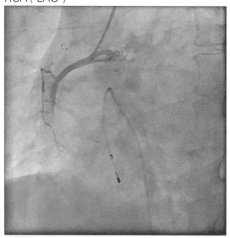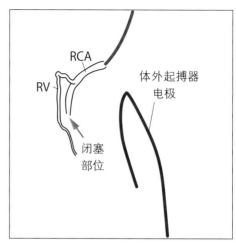

图4-4-1 TIMI 0级

右冠状动脉近段完全闭塞。可以看到体外起搏器电极。推测因急性心肌梗死出现完全性房室传导阻滞

RCA（LAO）

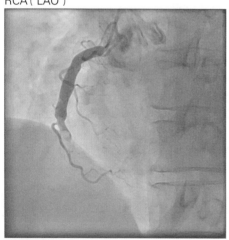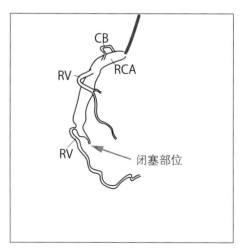

图4-4-2 TIMI 1级

少量造影剂充盈闭塞部位

RCA（LAO）

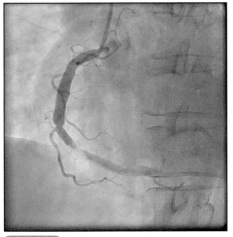

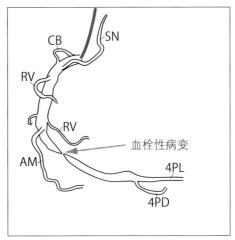

图4-4-3 TIMI 2级

右冠状动脉有血栓性病变，末梢血管延迟显影

RCA（LAO ）

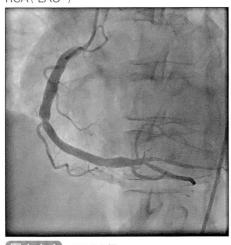

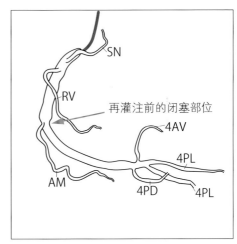

图4-4-4 TIMI 3级

右图显示了再灌注前的闭塞部位。血栓消失后，造影剂顺畅地充盈了含末梢在内的血管

4.2 采用 TIMI 分级评估再灌注效果

- 即评估走行于心脏表面（心外膜）的肉眼可观察到的冠状动脉闭塞部位的再灌注效果。

- TIMI 分级是根据梗死相关冠状动脉的**血流迟缓程度来推断冠状动脉血流状况的方法，与冠状动脉的狭窄程度无关**。

- TIMI 3 级表示血管再通，是溶栓再通成功的直接指征。以前，TIMI 0 级和 TIMI 1 级被视为溶栓再通失败，而 TIMI 2 级和 TIMI 3 级则被视为溶栓再通成功。但是后来发现 TIMI 2 级的预后和 TIMI 0 级以及 TIMI 1 级一样会出现不良状况，因此，现在一般认为达到 TIMI 3 级才表明溶栓再通成功。

5　Blush 分级

5.1　采用 Blush 分级评估微循环

- 即使通过再灌注疗法，冠状动脉的血流情况达到了 TIMI 3 级，也有因微血管末梢循环血流无法恢复、梗死面积大而导致心功能不全的病例。

- 这是由心肌微循环灌注障碍引起的。Blush 分级是根据造影图像来评估微循环的方法（表 4-5-1，图 4-5-1~4-5-4），在基于造影心肌显影浓度的微循环评估法中也被称为心肌染色分级。这是 1998 年 Van't Hof 等提出的定义，后被广泛使用[3]。

- Blush 分级分为 4 个等级，"0"级表示最差，"3"级表示实现了最好的微循环。

表4-5-1　Blush 分级

分级	心肌染色浓度
0 级（图 4-5-1）	无心肌染色（如磨砂玻璃一样的染色）
1 级（图 4-5-2）	少许心肌染色
2 级（图 4-5-3）	中度心肌染色，但与非梗死部位相比较浅
3 级（图 4-5-4）	正常心肌染色，与非梗死部位相同

RCA（LAO）

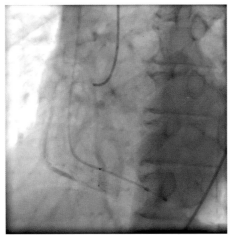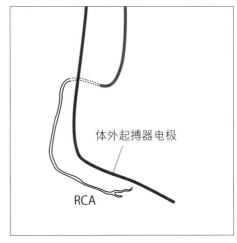

图 4-5-1 Blush 0 级

急性心肌梗死患者的再灌注血管，造影以显示远段血管，但完全无心肌染色，这表明没有流向冠状动脉微循环的血流

RCA（LAO）

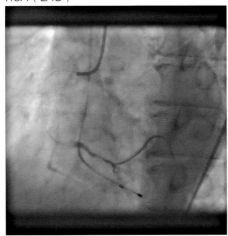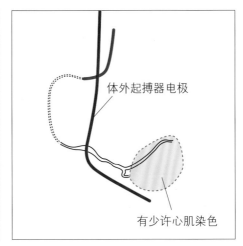

图 4-5-2 Blush 1 级

这是图 4-5-1 的 Blush 0 级状态经过 10 分钟后的造影，远段有少许心肌染色，表示冠状动脉微循环有些许改善

RCA（LAO）

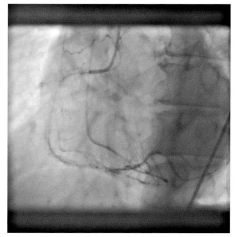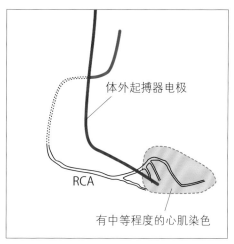

体外起搏器电极

RCA

有中等程度的心肌染色

图 4-5-3 Blush 2 级

这是从图 4-5-2 的 Blush 1 级状态再过 10 分钟后的造影，心肌染色更加明显，这说明冠状动脉微循环在逐渐得到改善

A）RCA（LAO）

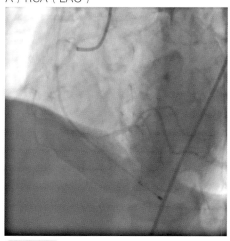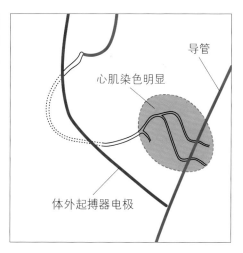

导管

心肌染色明显

体外起搏器电极

图 4-5-4 Blush 3 级

这是从图 4-5-3 的 Blush 2 级的状态再过 15 分钟后的造影，心肌染色十分明显。冠状动脉造影时的心肌显影变得正常，由此可见，冠状动脉微循环逐渐恢复正常

B）RCA（RAO）

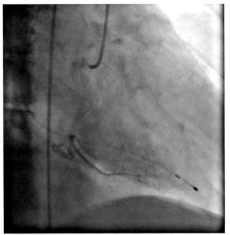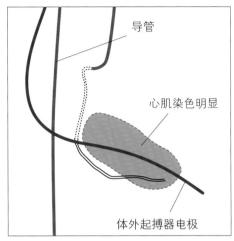

图4-5-4　Blush 3级（续）

5.2 Blush 分级的使用范例

- 急性心肌梗死再灌注治疗的目标是，**改善局部心肌的活力，避免局部缺血导致心肌坏死**。不仅要使冠状动脉病变处达到 TIMI 3 级，还要改善末梢微循环，这对于慢性左心功能不全的治疗和预后十分重要。

- 为达到该目标，通常会使用 Filtrap® 等滤网作为血栓抽吸导管和末梢保护装置，并且需要基于 Blush 分级评估末梢微循环。

👉 **一点建议**　请注意拼写

常常有人将 Blush 分级误写为 Brush 分级。这大概是由于刷子的刷痕和末梢血管显影有相似之处，从而导致的拼写错误。但事实上 Blush 分级与刷子并无关联。请注意拼写！

6　分叉处病变的造影读片（Medina 分型）

6.1　基于 Medina 分型的分叉处病变分类

- 冠状动脉在伸展的过程中不断分叉，由于分叉处有血液涡流，血管内皮易受损，导致冠状动脉的分叉处容易发生动脉粥样硬化。也就是说**冠状动脉狭窄多发生在分叉处**。

- 同时，使用支架进行治疗时，也要充分考虑分叉处病变。这是因为从支架的结构来看，若在主支植入支架，则分支血管的血液流动易受阻。

- 为了对分叉处病变进行分类，各种分型系统应运而生，其中最具代表性的是 Medina 分型（图 4-6-1）。

- 根据 Medina 分型，分叉处病变可分为 3 种类型，分别是主支近心端血管病变、主支远心端血管病变和分支血管病变。

- 规定以 "1" 表示有病变，"0" 表示无病变。例如，病变（1，0，1）为，主支近心端血管有病变，分支血管有病变，而主支远心端血管无病变。

6.2　真性分叉处病变

- 在 Medina 分型中，（1，1，1）所示的分叉处病变被称为**真性分叉处病变**，很难对其进行 PCI 治疗（图 4-6-2）。

- 在由左主干、左前降支和左旋支构成的分叉处，通常将左主干和左前降支视为主支，将左旋支视为分支。若在该部位发生真性分叉处病变，则 CABG 手术的治疗效果比 PCI 更为理想。

①主支近心端血管病变 > 50%：0 或 1
②主支远心端血管病变 > 50%：0 或 1
③分支血管病变 > 50%：0 或 1

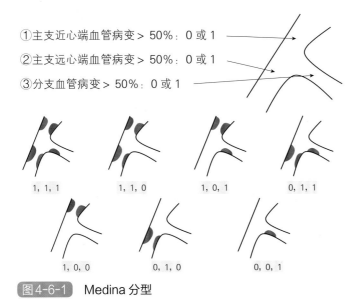

1, 1, 1   1, 1, 0   1, 0, 1   0, 1, 1

1, 0, 0   0, 1, 0   0, 0, 1

图 4-6-1　Medina 分型

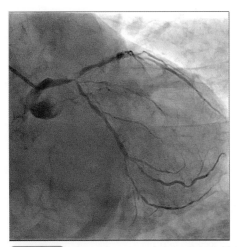
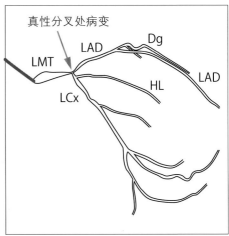

真性分叉处病变

LMT　LAD　Dg　LAD　HL　LCx

图 4-6-2　LMT（1，1，1）呈三菱标志状（AP- 足位）

7　侧支循环（Rentrop 分级）

7.1　什么是侧支循环

- 当冠状动脉发生严重狭窄甚至闭塞后，狭窄部位和闭塞血管末梢处的血液循环被称为**侧支循环**，这些侧支循环是因为向其他冠状动脉注射造影剂而显影的。
- 在选择冠状动脉血运重建术治疗时，有无侧支循环、侧支循环情况以及供血血管有无狭窄等都是重要的参考信息，因此，恰当的造影和评估十分重要。
- 在采用**逆向导丝技术**（retrograde approach）对**慢性完全闭塞**病变进行 PCI 治疗时，需借助侧支循环。由此可见，评估侧支循环非常重要。
- 以下就侧支循环的造影、分类及其在慢性完全闭塞病变中的治疗意义等进行了总结。

7.2　Rentrop 分级

- Rentrop 分级用于评估侧支循环情况（表 4-7-1，图 4-7-1~4-7-7）。

表 4-7-1　Rentrop 分级

分级	显影情况
0 级	无侧支循环
1 级	受体血管及其分支均可显影，但心外膜侧的主干不显影
2 级	受体血管的主干一部分可显影
3 级	受体血管的主干整体显影清楚

7.3 基于供血血管的分类

● 根据供血血管的不同，侧支循环可分为以下 3 类。

  ▶ 冠状动脉内侧支循环（intra-coronary channel）：起自同侧冠状动脉的侧支循环（图 4-7-3，4-7-5，4-7-7，4-7-9）。

  ▶ 冠状动脉间侧支循环（inter-coronary channel）：起自另一侧冠状动脉的侧支循环（图 4-7-1，4-7-2，4-7-4，4-7-8~4-7-10）。

  ▶ 桥状侧支循环（bridge collateral）：虽然是起自同侧冠状动脉的侧支循环，但较为特殊。这是冠状动脉闭塞部位的交通支发达而形成的侧支循环，有时乍一看好像没有闭塞，因此要仔细观察（图 4-7-6）。

7.4 基于路径的分类

● 侧支循环还可以根据路径进行分类。该分类对于采用逆向导丝技术的 PCI 手术尤为重要。

● 侧支循环根据路径大致分为两类，包括**室间隔侧支循环**（septal channel）与走行于心脏表面的**心外膜侧支循环**（epicardial channel）。

  ▶ 经室间隔（图 4-7-1，4-7-10）。

  ▶ 经心尖部（图 4-7-3，4-7-4）。

  ▶ 经右心室表面（图 4-7-6）。

  ▶ 经左心室表面（图 4-7-8）。

  ▶ 经心房表面（图 4-7-2，4-7-5，4-7-7，4-7-9）。

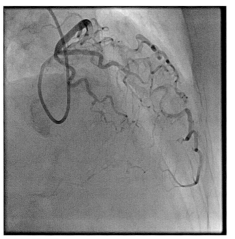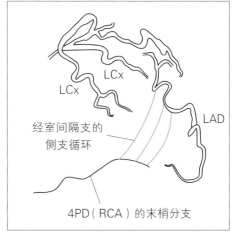

图4-7-1 Rentrop 分级 1 级（经室间隔）

侧支循环从左冠状动脉经室间隔向右冠状动脉供血。该图虽为左冠状动脉造影图像，但可据此判断右冠状
动脉存在闭塞或有严重狭窄。接受侧支循环供血的右冠状动脉末梢分支可显影，但主干不可显影，所以被评
定为 1 级。在等待造影剂到达侧支循环的过程中，左冠状动脉处的造影剂流失，导致影像变淡。左冠状动
脉无狭窄

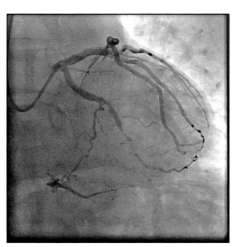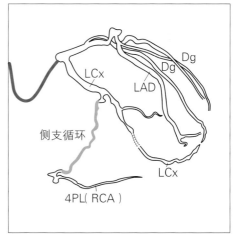

图4-7-2 Rentrop 分级 2 级（经心房表面）

侧支循环从左旋支发出，经心外膜（左心房表面）向右冠状动脉 4PL 供血。该图虽然是左冠状动脉的造影图
像，但可据此判断右冠状动脉闭塞或有严重狭窄。接受侧支循环供血的右冠状动脉主干部分（4PL）可显影，
因此被评定为 2 级。左旋支末梢也存在狭窄病变

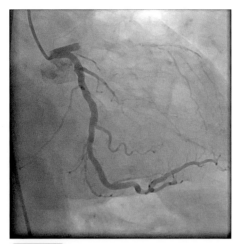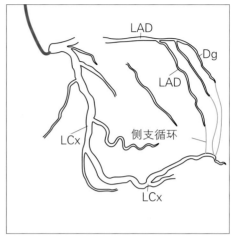

图4-7-3 Rentrop 分级 3 级① (经心尖部)

左前降支近段完全闭塞。左冠状动脉内侧支循环位于心尖部,从左旋支末梢发出行至左前降支和对角支的末梢。前降支主干整体显影清晰,因此被评定为 3 级

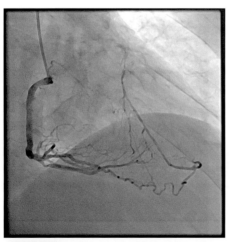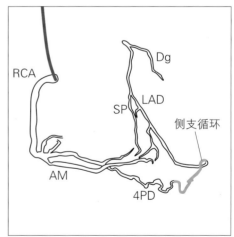

图4-7-4 Rentrop 分级 3 级② (经心尖部)

左前降支完全闭塞。心外膜侧支循环位于心尖部,从右冠状动脉末梢发出行至左前降支末梢。前降支主干整体显影清晰,因此被评定为 3 级

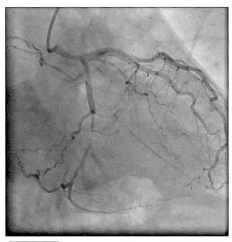
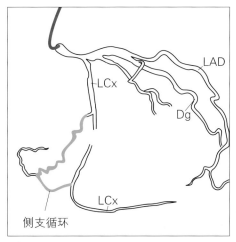

图4-7-5 Rentrop 分级 3 级③（经心房表面）

左旋支完全闭塞。左冠状动脉内侧支循环从左旋支的左心房分支发出行至闭塞部位末梢。回旋支主干整体
显影清晰，因此被评定为 3 级

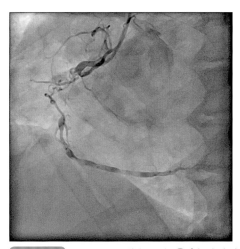
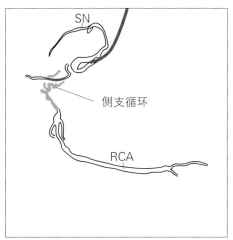

图4-7-6 Rentrop 分级 3 级④（经右心室表面）

右冠状动脉主干近段完全闭塞。右冠状动脉闭塞部位交通支发达呈网络状，形成侧支循环，这种侧支循环
被称为桥状侧支循环。右冠状动脉闭塞部位至末梢主干整体显影清晰，因此被评定为 3 级

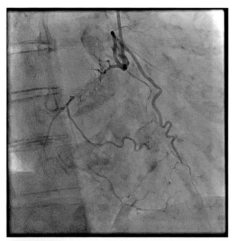
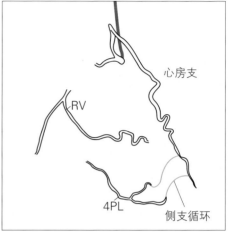

图4-7-7 Rentrop 分级 3 级 Kugel's 血管（经心房表面）

右冠状动脉主干近段完全闭塞。右冠状动脉内侧支循环从右冠状动脉心房支发出，行至右冠状动脉房室结动脉。该侧支循环被称为 Kugel's 血管。闭塞部位至末梢主干整体显影清晰，因此被评定为 3 级

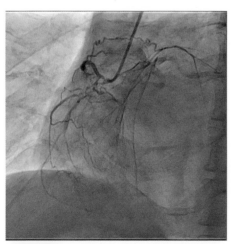
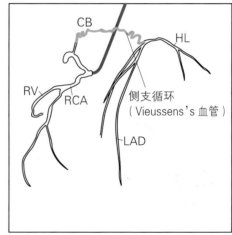

图4-7-8 Rentrop 分级 3 级 Vieussens's 血管（经左心室表面）

此图是右冠状动脉圆锥支（CB）至左前降支的造影图像。据此可推测出左前降支近段完全闭塞。该侧支循环被称为 Vieussens's 血管。闭塞部位至末梢主干整体显影清晰，因此被评定为 3 级

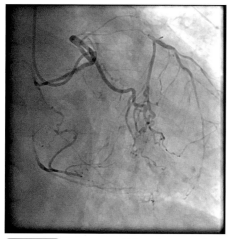
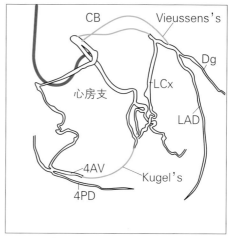

图4-7-9 Rentrop 分级 3 级 Kugel's+ Vieussens's 血管（经心房表面）

此图是右冠状动脉造影图像。在该病例中，右冠状动脉近段和左前降支近段均完全闭塞。通过 Kugel's 血管对右冠状动脉闭塞部位远段进行造影，通过 Vieussens's 血管对左前降支进行造影。该病例同时出现冠状动脉内侧支循环和冠状动脉间侧支循环。此类重症病例的造影图像比较复杂，医师需要准确解读造影图像

A）

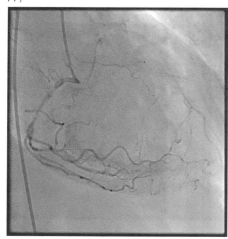
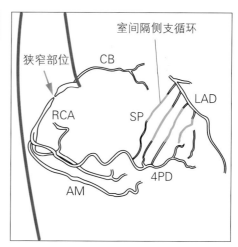

图4-7-10 Rentrop 分级 3 级高危侧支循环（经室间隔）

右冠状动脉近段有严重狭窄。从右冠状动脉狭窄部位末梢，经侧支循环至左前降支显影清晰。该侧支循环是沿室间隔走行的冠状动脉间侧支循环。根据该造影图像可推测，右冠状动脉狭窄部位一旦闭塞，右冠状动脉的走行范围和左前降支的走行范围将面临缺血，严重时患者可能会发生休克

B）高危侧支循环的对侧

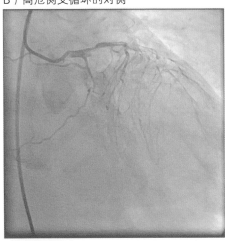
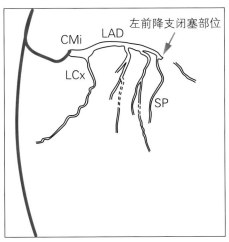

图4-7-10 Rentrop 分级 3 级高危侧支循环（经室间隔）（续）

此图为左冠状动脉造影图像，左前降支近段完全闭塞。左旋支供血区域小。从这一点也可推测出，若右冠状动脉近段的狭窄发展至闭塞，该患者病情将急速恶化。此类侧支循环被称为高危侧支循环

7.5 基于供血血管及路径的分类汇总

● 表4-7-2 所示为给右冠状动脉供血的侧支循环。表4-7-3 所示为给左前降支供血的侧支循环。表4-7-4 所示为给左旋支供血的侧支循环。

表4-7-2　给右冠状动脉供血的侧支循环[4]

	室间隔 侧支循环	心外膜侧支循环			
冠状动脉内侧支循环		Conus RC　RV RV PD A）RAO-RC 注入 （图 4-7-6）	Kugel's RC A-V　PLV PD B）LAO-RC 注入 （图 4-7-7，4-7-9）	RC　high AM RC　PLV Low AM　PD C）LAO-RC 注入	RC　PD　PLV D）LAO-RC 注入
冠状动脉间侧支循环	C　OM　LAD RC PD E）注入 RAO-LC （图 4-7-1）	LAD RC　C　OM PD　PLV F）注入 LAO-LC （图 4-7-2：在图中是 RAO）	LAD RC　C　OM PD　PLV G）注入 LAO-LC	
		LAD RC　C PD H）RAO-LC 注入	LAD RC　A-V　C　OM PD　PLV I）LAO-LC 注入	RC　AM　LAD PD　PLV J）LAO-LC 注入	

注：➡ – 病变部位；〰〰 – 侧支循环；RC 注入 – 向右冠状动脉注入造影剂并造影；LC 注入 – 向左冠状动脉注入造影剂并造影。

表4-7-3　给左前降支供血的侧支循环[4]

	室间隔 侧支循环	心外膜侧支循环		
冠状动脉内侧支循环	C　LAD A）RAO-LC 注入	LAD　D D B）LAO-LC 注入 （图 4-7-3：在图中是 RAO）	LAD　C OM D C）LAO-LC 注入	
冠状动脉间侧支循环	RC　AM　LAD PD D）RAO-LC 注入 （图 4-7-10）	RC　AM　LAD PD E）RAO-RC 注入	Vieussens's RC　Conus　LAD PD F）LAO-RC 注入 （图 4-7-8，4-7-9）	RC　LAD PD G）RAO-RC 注入 （图 4-7-4）

注：➡ – 病变部位；〰〰 – 侧支循环；RC 注入 – 向右冠状动脉注入造影剂并造影；LC 注入 – 向左冠状动脉注入造影剂并造影。

表4-7-4　给左旋支供血的侧支循环[4]

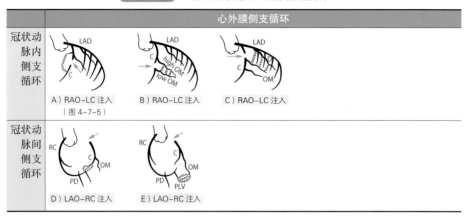

注：→ - 病变部位；～～ - 侧支循环；RC 注入 - 向右冠状动脉注入造影剂并造影；LC 注入 - 向左冠状动脉注入造影剂并造影。

7.6 特殊的侧支循环

- 对于较重要的侧支循环，会对其单独命名。
- Kugel's 血管：表示从右冠状动脉心房支至右冠状动脉房室结支的吻合支（图4-7-7，4-7-9）。
- Vieussens's 血管：表示从右冠状动脉圆锥支至左冠状动脉前降支的吻合支（图4-7-8，4-7-9）。

7.7 高危侧支循环

- "jeopardized" 的意思是有生命危险，"jeopardized collateral" 是指**面临"生命危险"**的侧支循环。
- 从形态来看，发出侧支循环的**供血血管近段可见有意义狭窄**。该部位一旦闭塞，则供血血管和受血血管的供血区域将面临缺血。

- 直接对该部位进行 PCI 手术风险较高，因此，通常是先对接受侧支循环供血的冠状动脉血管病变部位实施治疗。

7.8 侧支循环评估要点

- 评估侧支循环时，首先要对侧支循环整体路径进行造影。在观察侧支循环时，通常要从其路径呈现长度最长的方向进行观察。在对侧支循环进行造影时，负责造影的医师如果也能注意到这一点，有意识地选择最佳投照体位，那么其造影技术或能更进一步。
- 在进行冠状动脉造影时若发现完全闭塞病变或严重狭窄病变，要记得**确认其末梢是否有侧支循环**。
- 在心脏超声检查中发现室壁有活动，说明冠状动脉仍有血流供应，这样才能维持细胞活性。向侧支循环注入造影剂需要耗费一定时间，所以在实际造影时造影时间要足够长，以便能够清楚地拍出侧支循环的图像。

8　冠状动脉痉挛的评估

- 一般认为缺血性心脏病的临床症状与**冠状动脉痉挛**有很大关系。

- 有些心绞痛是由冠状动脉痉挛引发的。由动脉粥样硬化引起狭窄病变的心绞痛多为劳力性心绞痛，静息时发作的心绞痛多由冠状动脉痉挛引起。

- 只有在心绞痛发作时做检查才能发现异常。因此，只有在心绞痛发作时适时地做心电图或做 24 小时动态心电图监测才能诊断出心绞痛。如果使用心导管检查，则需要做冠状动脉痉挛激发试验才能确诊。

- 治疗心绞痛常用的口服药物有硝酸酯类药物、钙拮抗药等。

8.1　冠状动脉痉挛的表现

- 冠状动脉痉挛与**冠状动脉内皮功能障碍**和**冠状动脉平滑肌障碍**有关。最终需要在冠状动脉造影检查时确定是否为冠状动脉痉挛。

8.2　冠状动脉痉挛激发试验

- 在临床中常用的选择性冠状动脉痉挛激发试验有**乙酰胆碱（ACh）激发试验**和**麦角新碱（ER）激发试验**。

- 进行冠状动脉痉挛激发后，造影可见血管狭窄程度超过 90% 的一过性重度狭窄并伴随有意义的缺血性改变，这一状况可定义为"确定冠状动脉痉挛"。

- 但实际上也有即使没有出现诱发性狭窄和有意义的缺血性改变，临床上仍将其判断为"疑似冠状动脉痉挛"并优先治疗的病例。

8.3 冠状动脉痉挛激发试验的实际操作

麦角新碱激发试验（图4-8-1）

①将 1 ml 浓度为 0.2 mg/ml 的马来酸麦角新碱注射液注入到 99 ml 生理
盐水中，溶液浓度会变为 2 μg/ml。然后向左、右冠状动脉内分别持

A）正常时 RCA（LAD）

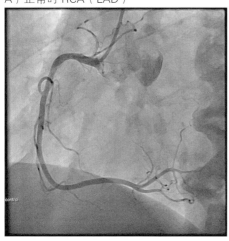

B）注入麦角新碱时

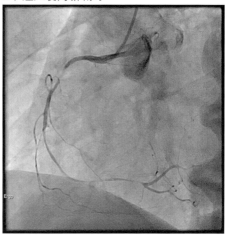

C）注射硝酸酯类药物后（LAO）

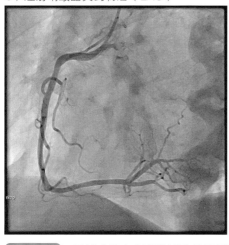

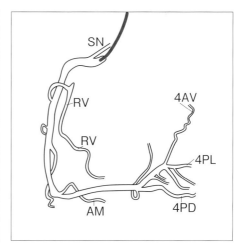

图4-8-1　冠状动脉痉挛激发试验的造影图像

A）未注射药物状态下的造影，没有出现器质性冠状动脉狭窄。B）麦角新碱诱发了右冠状动脉的弥漫性重度狭窄。
C）如图可知，注射硝酸酯类药物后痉挛消失

续注入 20~30 ml（40~60 µg）马来酸麦角新碱注射液，注射持续时间约 4 分钟。

②当胸部出现症状或有明显的心电图变化时进行造影；两种情况均未出现时，在注入结束 2 分钟后进行造影，确认是否存在冠状动脉痉挛。

③若结果呈阴性，则在 5 分钟后进行另一侧的试验。

乙酰胆碱激发试验

①将 0.1g 用于注射的乙酰胆碱溶解于 10 ml 生理盐水中，然后从中抽取 1 ml 的溶液注入 499 ml 生理盐水中，此时溶液浓度变为 20 µg/ml。

②向右冠状动脉内注入 1 ml 溶液（若没有发生冠状动脉痉挛，则再追加注入 2.5 ml 溶液）。向左冠状动脉内注入 1 ml 溶液（若没有发生冠状动脉痉挛，再追加注入 2.5 ml 溶液，若仍未发生冠状动脉痉挛，则再追加注入 5 ml 溶液）。注射时使用 5~10 ml 的注射器，稀释乙酰胆碱溶液使总注入量控制在 5~10 ml，注射持续时间在 20 秒内。

③当胸部出现症状或有明显的心电图变化时进行造影；两种情况均未出现时，在注入结束 1 分钟后进行造影，确认是否存在冠状动脉痉挛。

④每隔 5 分钟注入不同剂量的乙酰胆碱。[5]

8.4 冠状动脉痉挛造影图像的解读方法及解释

● 冠状动脉痉挛激发试验结果呈阳性，表示会出现血管狭窄程度超过 90% 的一过性冠状动脉收缩和有意义的缺血性改变。

● 冠状动脉痉挛分为弥漫性痉挛和局限性痉挛两种。

● 要用患者的描述来记录发生冠状动脉痉挛时胸部是否疼痛等具体症状特征，这很重要。

● 关于冠状动脉痉挛激发试验时心电图的变化，不仅要关注一过性收缩时超过 0.1 mV 的 ST 段抬高或 ST 段下降，还要关注新出现的负向 U 波。除了记录冠状动脉痉挛的程度，还要记录心电图图像的变化。

9 冠状动脉造影的局限

- 在患有缺血性心脏病的情况下，诊断冠状动脉病变时，冠状动脉造影被认为是"金标准"。判断病情的轻重程度和制订治疗方案时，都要基于冠状动脉造影的结果。但是，冠状动脉造影也是有局限性的。
- 冠状动脉造影的局限性在于它是血管内腔造影，可以评估血管内腔的轮廓，但是无法评估血管壁内的动脉粥样硬化病灶本身。
- 此外，存在冠状动脉狭窄不等同于存在缺血性病变，这也是诊断缺血性心脏病时冠状动脉造影的局限性之一。

9.1 不稳定性粥样硬化斑块的预测

- 冠状动脉造影一个最大的局限性在于，仅通过造影图像难以判断其属于不稳定性还是稳定性。
- 以急性心肌梗死为代表的急性冠脉综合征，是以粥样硬化斑块（粥瘤）的形成和破裂为病理基础的一组临床综合征。
- 粥样硬化斑块是氧化的胆固醇沉淀导致血管壁出现隆起的一种病症（图 4-9-1）。其中不稳定的粥样硬化斑块破裂会导致血栓急速形成，

A）正常血管 　　B）不稳定性粥样硬化斑块 　　C）稳定性粥样硬化斑块

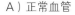
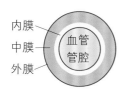
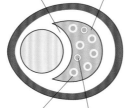
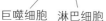
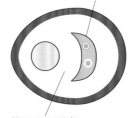

图 4-9-1 粥样硬化斑块（粥瘤）的结构
粥样硬化斑块中包含稳定性和不稳定性两种，但是仅通过冠状动脉造影难以区分

并阻塞冠状动脉内腔，继而引起不稳定性心绞痛和急性心肌梗死。

- 不稳定性粥样硬化斑块的特征是，粥样硬化斑块里有较大的脂质核，覆盖脂质核的纤维帽较薄。但是造影图像只能判断血管腔的轮廓，很难判断粥样硬化斑块是稳定性还是不稳定性。

9.2 明确是否存在缺血

- 冠状动脉造影的另一个局限性在于**无法明确是否存在缺血**。
- 即使冠状动脉完全闭塞，但由于有末梢循环，心肌可能不会完全坏死，不会陷入缺血状态。因为在耗氧量大于供氧量的情况下才会出现缺血。
- 相反，即使冠状动脉完全没有狭窄，但如果主动脉瓣狭窄引发心脏肥大，氧气消耗量激增，也会使心肌陷入缺血状态。
- 并不是所有的冠状动脉狭窄都需要治疗。有些血管看上去较为狭窄，但只要能给心肌提供必要的氧气和营养，并未导致缺血，那么就没有必要治疗。对于并不会引发缺血的病变进行治疗，不仅无用，甚至还可能会产生损害。

9.3 了解冠状动脉造影的局限

- 为了应对这一问题，除了冠状动脉造影检查之外，还引入了**血管内超声（IVUS）**、**光学相干断层成像（OCT）**、**血管内镜**、借助压力导丝的**血流储备分数（FFR）**检查等辅助检查。很多医院的做法就是将以上辅助检查和冠状动脉造影结合起来。这样就可以获得更多信息，也弥补了冠状动脉造影的局限性。
- 掌握冠状动脉造影的读片方法十分重要，但了解该项技术的局限性也很重要。

■ 参考文献

［1］Smith, SC, et al : ACC/AHA Guidelines for Percutanecus Coronary Intervention (Revision of the 1993 PCI Guideline). Circulation, 103 : 3019-3041, 2001

［2］The TIMI Study Group : The Thrombolysis in myecardial infarction（TIMI）trial Phase I findings. N Engl J Med, 312: 932-936, 1985

［3］Van't Hof, AW, et al : Angiographic Assessment of Myocardial Reperfusion in Patients Treated With Primary Angioplasty for Acute Myocardial Infarction : Myocardial Blush Grade. Circulation, 97 : 2302-2306, 1998

［4］Levine,D.C.:Pathways and Functional Significance of Coronary Collateral Circulation. Circulation,50:831-837,1974

［5］末田章三，他：冠動脈のスパスムの誘発法と造影所見．「改訂版確実に身につく心臓カテーテル検査の基本とコツ」（中川義久／編），pp238-251，羊土社，2014

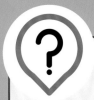

一个小问题 Q&A

Q1 之前造影时，我不小心忽略了侧支循环，指导医师特意提醒了这点。对有侧支循环的患者进行造影检查时，有什么注意事项吗？

能较完整地描绘出侧支循环是造影技术好的表现。造影时需要注意以下几点。

◆对于供血血管
- 造影剂流入侧支循环需要一定的时间。对左、右冠状动脉造影时，需要更长的时间，才能判断是否有侧支循环供血。

◆对于受血血管
- 冠状动脉中存在闭塞部位时，要注意是否有侧支循环。

◆供血血管中是否存在狭窄
- 注意是否是高危侧支循环。

◆侧支循环从供血血管的哪个部位发出
- 进行 PCI 治疗时，有时也会介入侧支循环。造影时，应选择能清晰观察到侧支循环出口的角度。

◆侧支循环的路径
- 注意辨别是经室间隔侧支循环还是心外膜侧支循环。

◆侧支循环的程度分级
- 了解 Rentrop 分级，评估侧支循环的程度。

◆侧支循环的形态
- 介入侧支循环进行 PCI 治疗时，侧支循环的形态十分重要。造影时，应选择能清晰观察到侧支循环是否有扭曲的角度。

◆侧支循环进入到受血血管的哪个部位
- 选择造影的投照角度时，除了要考虑能观察到侧支循环的出口，还需要考虑能否观察到入口。

第5章 缺血性心脏病的表现与冠状动脉

1 急性冠脉综合征的造影观察结果

1.1 动脉硬化和粥样硬化斑块

- 对患有急性心肌梗死和不稳定性心绞痛的患者进行冠状动脉造影时，通常会发现病变部位存在血栓，有时也会发现动脉管壁欠光滑的现象。一般认为，动脉粥样硬化斑块破裂的部位往往会伴有动脉管壁欠光滑的现象。

- 粥样硬化斑块，即动脉硬化组织中较为柔软的存在，也被称为粥瘤。粥样硬化斑块实质上是包含大量胆固醇的脂质块，同时还包含以巨噬细胞为代表的炎症细胞（图 4-9-1）。

- 也就是说，当血管出现动脉粥样硬化斑块时，意味着血管壁出现了炎症。

1.2 急性冠脉综合征的含义

- 急性心肌梗死和不稳定性心绞痛可根据是否会对心肌产生不可逆的损害来区分。虽然病名不同，但两者存在共同点，即都会使冠状动脉的病变部位产生血栓。

- 由于将这两种疾病视作一类更便于诊断，因此被合并称为"急性冠脉综合征"（acute coronary syndrome，ACS）。

1.3 缺血性心脏病的表现和造影观察结果

- 当覆盖在粥样硬化斑块表面的内膜破裂，形成血栓并堵塞血管内腔时，会引发急性冠脉综合征。

- 如果这时产生的血栓较大，使血管内腔完全闭塞，就会引发**急性心肌梗死**。特别是在 ST 段抬高型心肌梗死的情况下，可以观察到使冠状动脉完全闭塞的血栓性病变。有时部分血栓呈蟹爪状（图 5-1-1）。

- 血管内腔几乎完全闭塞，但仍有少量血液流通时，即为**不稳定性心绞痛**（图 5-1-2）。

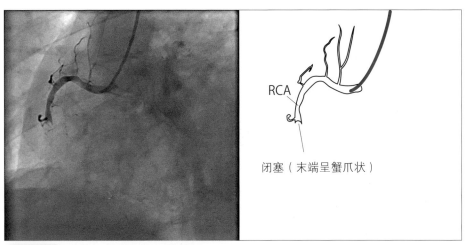

图 5-1-1 急性心肌梗死的造影图像

右冠状动脉 #2 完全闭塞。因为是血栓导致的闭塞，血管末端呈蟹爪状。该病例属于下壁的 ST 段抬高型心肌梗死

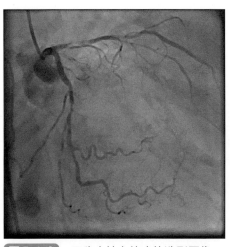
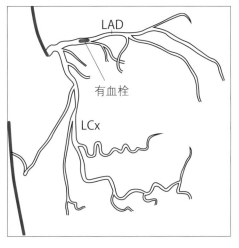

图 5-1-2 不稳定性心绞痛的造影图像

左前降支 Seg.6 处有血栓，但血液能一直流入血管远段。该病例属于前壁的不稳定性心绞痛

- **稳定性心绞痛**的发作是因为粥样硬化斑块过多，导致管腔狭窄。斑块越多，狭窄程度越严重。由于稳定性粥样硬化斑块不易破裂，因此病变处不存在血栓。

- 急性冠脉综合征和粥样硬化斑块的稳定性有关。不稳定则会使斑块破裂导致血栓生成，稳定则不会。

- 缺血性心脏病是一种连续变化的概念，具体如图 5-1-3 所示。

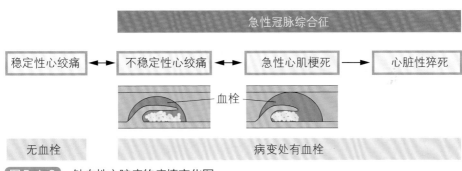

图5-1-3　缺血性心脏病的病情变化图

2 支架内再狭窄的造影观察结果（Mehran 分型）

2.1 支架内再狭窄的 4 个类型

- 在冠状动脉中植入支架后，可能还会出现再狭窄的情况。对造影图像中再狭窄病变处的形态进行分类时，一般采取被广泛应用的 Mehran 等[1] 提倡的分型。

- Mehran 分型将造影图像中再狭窄病变处的形态分为 Ⅰ~Ⅳ 4 种类型（表 5-2-1）。

  - ▶ Ⅰ型：病变长度不超过 10 mm 的局灶型。其中，支架间隙中的病变为 ⅠA 型（连接型），支架边缘处的病变为 ⅠB 型（边缘型），支架内的病变为 ⅠC 型（单一局灶型），同时存在多处且都是局灶型的病变为 ⅠD 型（多点局灶型）（图 5-2-1）。

  - ▶ Ⅱ型：病变长度超过 10 mm 的弥漫型。该病变停留在支架内（图 5-2-2）。

表 5-2-1　Mehran 分型

ISR Ⅰ型 （局灶型）	ⅠA 型	ⅠB 型	ⅠC 型	ⅠD 型
	支架间隙	支架边缘	支架内	多点

ISR Ⅱ~Ⅳ型 （弥漫型）	Ⅱ型	Ⅲ型	Ⅳ型
	支架内	支架外	完全闭塞

注：ISR- 支架内再狭窄。

▶ Ⅲ型：病变长度超过10 mm的增殖型。该病变延伸到支架以外的部位（图 5-2-3）。

▶ Ⅳ型：造影图像中，支架所在的血管管腔完全闭塞的闭塞型（图 5-2-4）。

A）IC型

B）ID型

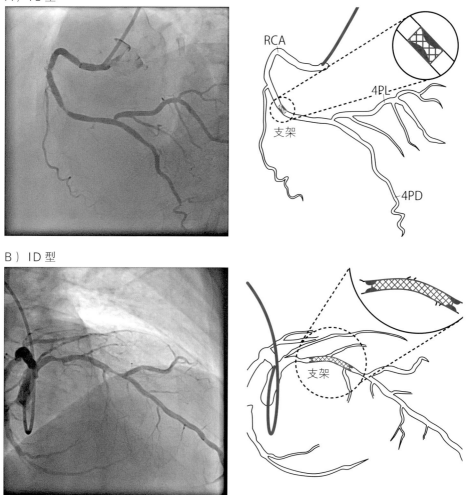

图5-2-1 Mehran 分型：Ⅰ型

A）植入右冠状动脉的支架中央部分存在局灶型狭窄。B）植入左前降支近段的支架两端都存在局灶型狭窄

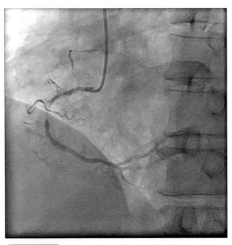
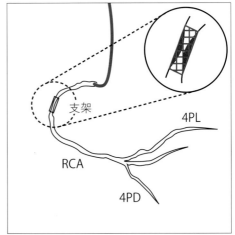

图 5-2-2　Mehran 分型：Ⅱ型

植入右冠状动脉的支架内出现弥漫型狭窄

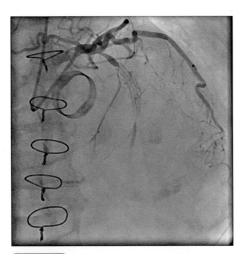
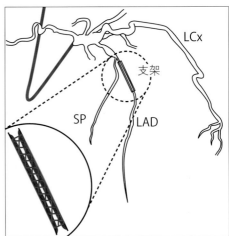

图 5-2-3　Mehran 分型：Ⅲ型

植入左前降支中段的支架内出现弥漫型狭窄，狭窄至支架外两侧。该患者做过瓣膜置换手术，造影中可见换瓣后固定胸骨的导丝

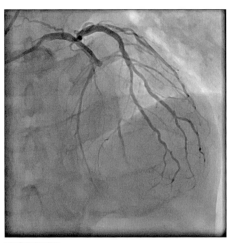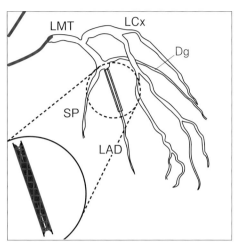

图 5-2-4　Mehran 分型：Ⅳ型

植入左前降支中段的支架内部中，内膜弥漫性增生且完全闭塞。侧支循环从回旋支及对角支发出，闭塞部远段仅有部分显影

2.2 Mehran 分型的用途

- Mehran 分型是药物洗脱支架治疗法出现之前，在金属支架广泛使用时期被提出的。

- Mehran 分型可预测出对再狭窄病变进行二次支架术后的血运重建率（再狭窄率）。对Ⅰ型局灶型病变进行支架术后，再狭窄率不到 20%。对Ⅱ、Ⅲ、Ⅳ型这几类弥漫型病变进行支架术后，再狭窄率约为 50%。另外，针对Ⅰ型病变，可以不使用支架术，仅通过球囊扩张术进行治疗，疗效也很好。

- 药物洗脱支架治疗法普及后，再狭窄率降低，但一旦发生再狭窄，采用 Mehran 分型进行治疗很有效，因此该分型沿用至今。

3 植入药物洗脱支架后的造影图像①——支架血栓的预测因素

3.1 药物洗脱支架的研发

- 在支架出现前，PCI 术中用来扩张冠状动脉的医疗器械只有球囊。球囊扩张的急性闭塞发生率约为 5%，再狭窄率超过 40%，疗效欠佳。

- 再狭窄是指球囊扩张治疗导致冠状动脉局部损伤后，血管平滑肌细胞和细胞外瘢痕组织增生引发的一种血管"愈合"反应。金属支架的出现及抗血小板药物的使用，虽然使急性闭塞发生率大幅降低，但再狭窄率仍有 20% ~ 30%。

- 为了抑制支架植入后的再狭窄，相关技术人员研发出了**药物洗脱支架**（DES）。可抑制再狭窄的生物活性药物、涂层及支架平台构成了 DES 的 3 个基本部分。

3.2 迟发性支架血栓和支架周围对比染色

- 迟发性支架血栓是 DES 植入的严重并发症，其发病机制为植入 DES 一段时间后血管内形成的血栓突然阻塞管腔，继而引发急性心肌梗死。在 DES 中，药物能抑制新生内膜增生，然而药物释放后药物涂层逐渐消失，长期以后金属支架大多会暴露在血管中，从而诱发迟发性支架血栓。

- 从病理学的角度看，迟发性支架血栓的形成不仅与新生内膜延迟增生有关，还与植入 DES 的病变部位血管壁出现炎症有关。血管壁与聚合物涂层发生过敏反应后，嗜酸性粒细胞浸润，导致炎症的发生。

- 支架周围对比染色（per-stent contrast staining，PSS）"（图 5-3-1，5-3-2）是冠状动脉造影中血管壁出现炎症的一种表现。这里的 PSS 是指在 DES 植入后慢性期的造影随访中，支架外部可见造影剂沉着。从定义层面来看，PSS 是指造影中可见支架管腔内超过 20% 的造影剂外漏[2]。PSS 的定义及分类如表 5-3-1 所示。

- PSS 主要有 4 类，其中节段性不规则轮廓的预后较差。

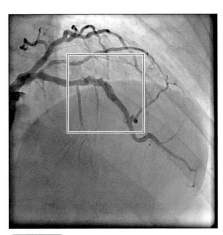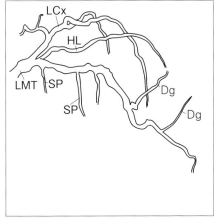

图5-3-1 植入 DES 后的造影图像：PSS

左图是在左前降支中段植入第 1 代药物洗脱支架后第 2 年的造影图像。未出现再狭窄，但支架边缘凹凸不平

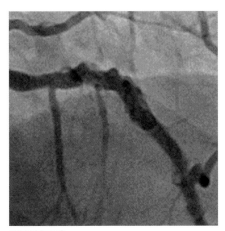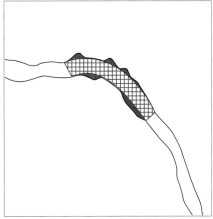

图5-3-2 图 5-3-1 中可见 PSS 部位的放大图像

支架部位的放大图像。造影剂外漏至支架外侧。形态属于"节段性不规则轮廓"。该患者一直在坚持双联抗血小板治疗

表5-3-1 基于 PSS 形态的分类

局限性		节段性 [*1]	
PSS 的宽度 支架管径			
单发局限		不规则轮廓 [*2]	
多发局限		平滑轮廓	

注：若支架管腔内超过 50% 的造影剂外漏，则属于"严重 PSS"。*1– 包括局限型；*2– 包括平滑轮廓型。

3.3 血管壁炎症的确定及治疗

- 支架植入后造影剂外漏意味着包围着支架的血管壁因严重炎症导致**空洞**出现。空洞较大时，也会被诊断为**冠状动脉瘤**。

- 通过**冠状动脉造影**诊断出血管壁炎症时，一般认为是 PSS 和冠状动脉瘤。通过**血管内超声（IVUS）**诊断出血管壁炎症时，一般认为是**迟发性支架贴壁不良**。

- 在有炎症的情况下，如果做手术或停止服用抗血小板药物，则会形成支架血栓。也就是说，PSS 可用来预测是否会发生迟发性支架血栓。

- 若发现 PSS，较安全的做法是坚持双联抗血小板治疗（DAPT），即坚持服用两粒抗血小板药物。和第 1 代 DES 相比，现在在临床上广泛使用的第 2 代、第 3 代 DES 的 PSS 发生率较低。

4　植入药物洗脱支架后的造影图像②——支架断裂

4.1　支架断裂的定义

- 有报道称，冠状动脉支架会因持续性的"压力"（力学层面）发生破损。这种情况有时会被称为支架断裂、支架损伤。但是，大多数情况下是用"断裂"对应的英语单词"fracture"来表示，记作"stent fracture"。
- 支架断裂多见于冠状动脉中反复屈曲运动的部位。具体来讲，在向**右冠状动脉开口处和右冠状动脉中段**植入时出现支架断裂的情况较多。另外，**支架较大**时也易出现支架断裂。

4.2　支架断裂的造影图像

- 支架断裂与**再狭窄及支架血栓**有关。在可见 PSS 的部位中，若可见支架断裂，则可推断该部位出现支架血栓的可能性较大。因此，准确诊断支架断裂非常重要。
- 植入 DES 后不久，原本完整的支架若发生断裂，既有非常容易发现的情况（图 5-4-1），也有即便是通过造影仔细观察也很难发现的情况。
- 一般来说，通过冠状动脉 CT 检查比较容易发现支架断裂。

A ）

B ）

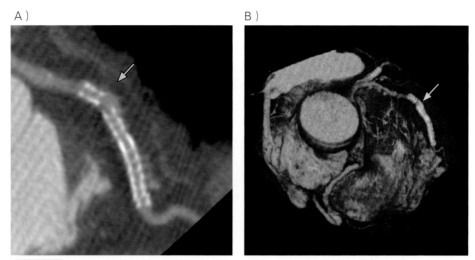

图 5-4-1　植入 DES 后的造影图像：支架断裂

植入左前降支的冠状动脉支架出现支架断裂。从图像中可看出，原本完整的支架出现断裂

5　SYNTAX 评分

5.1　SYNTAX 评分的定义

- 根据病变血管支数和左前降支近段是否存在病变，可评估冠状动脉病变的严重程度。也就是说，可以简单地把单支病变归类为轻症，把三支病变归类为重症。但临床发现，即使同为三支病变，病变的严重程度也有所不同。

- 尤其是在进行 PCI 治疗的情况下，有必要进行 SYNTAX 评分，客观地将冠状动脉病变的形态和严重程度分值化。

- SYNTAX 评分是通过基于高精度统计模型的公式计算得出的。除了病变血管支数、病变部位以外，SYNTAX 系统还将完全闭塞病变、分叉处病变、开口处病变、扭曲病变、钙化病变等纳入了评分范围。

- 可以通过特定的网页使用 SYNTAX 评分计算软件。具体来说，打开网页后，根据造影观察结果输入相关数值，就能算出评分结果。该网页的网址为 http://www.syntaxscore.com/，在搜索引擎输入 SYNTAX 评分也能轻松找到该网址。网站首页如图 5-5-1 所示。

5.2　基于 SYNTAX 评分比较 PCI 和 CABG

- 在治疗左主干病变和三支病变时，利用 SYNTAX 评分来比较 PCI 和 CABG 优劣的试验为 SYNTAX 试验。以 PCI 及 CABG 治疗均可进行的 1800 例左主干病变和三支病变的病例为试验对象，基于 SYNTAX 评分对两种治疗方案的预后进行比较讨论，并汇报结果[3]。

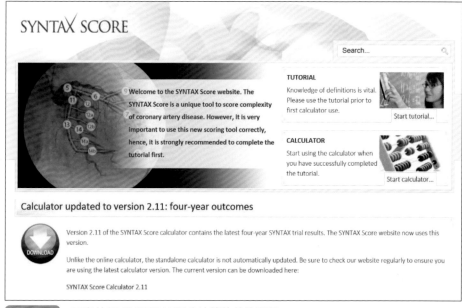

图 5-5-1　可以使用 SYNTAX 评分计算软件的网站

- 基于 SYNTAX 评分，将试验对象分为 3 组，即低评分组（0~22 分）、中评分组（23~32 分）、高评分组（33 分以上），从而比较每组中的 PCI 和 CABG 的治疗效果。在低评分组中，PCI 和 CABG 的心血管事件发生率相同。在中评分组中，PCI 的心肌梗死、再次血运重建术以及心血管事件的发生率较高。在高评分组中，PCI 的心肌梗死、再次血运重建术、心血管事件的发生率以及死亡率都较高。

- 由此可见，PCI 治疗易受 SYNTAX 评分，即冠状动脉病变复杂程度的影响。

5.3　SYNTAX 评分的应用实例

- 右冠状动脉中存在相互独立的 3 种病变（图 5-5-2），分别对应病变 1、病变 2、病变 3。左前降支的近段也有狭窄，即病变 4（图 5-5-3）。

在 SYNTAX 评分计算软件的网站上，将这 4 种病变的相关数值输入到计算公式中，得出的评分为 14 分，属于低评分组（图 5-5-4）。

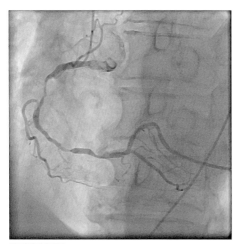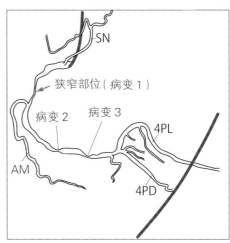

图5-5-2　SYNTAX 评分应用实例：右冠状动脉的造影图像

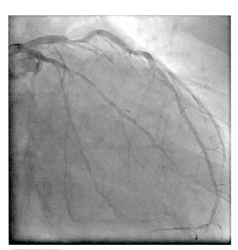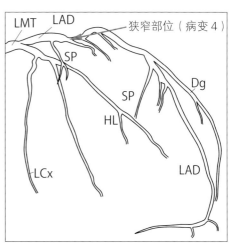

图5-5-3　SYNTAX 评分应用实例：左冠状动脉的造影图像

A）计算软件的启动画面

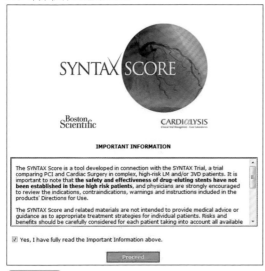

B）结果

SYNTAX SCORE

Score: 14   Calculator version 2.11

Conflict

Summary

The server encountered an internal error or misconfiguration and was unable to complete your request.

Please contact the server administrator, root@localhost and inform them of the time the error occurred, and anything you might have done that may have caused the error.

More information about this error may be available in the server error log.

Apache Server at www.syntaxscore.com Port 80

Lesion 1
(segment 1):
1x2=   2
Length >20 mm   1
Sub total lesion 1 3

Lesion 2
(segment 2):
1x2=   2
Sub total lesion 2 2

Lesion 3
(segment 3):
1x2=   2
Sub total lesion 3 2

Lesion 4
(segment 6):
3.5x2=   7
Sub total lesion 4 7

TOTAL: 14

图 5-5-4 SYNTAX 评分应用实例：计算结果

6　用于评估冠状动脉硬化病灶的血管内超声和光学相干断层成像检查

6.1　血管内超声的定义

- 血管内超声（intravascular ultrasound，IVUS）是指为了检查冠状动脉内腔，在血管内置入微型超声探头进行观察。该探头会发射超声波，在监视器画面上实时显示冠状动脉的截面图像。该探头与心导管治疗时的球囊相同，可通过导丝引导插入冠状动脉内腔。

6.2　基于血管内超声评估冠状动脉硬化

- 通过 IVUS 观察冠状动脉，可以看到内腔分为高回声、低回声、高回声 3 层结构，即血管壁的内膜、中膜、外膜（图 5-6-1）。
- 动脉硬化程度越严重，内膜与中膜的界限则越容易模糊。事实上，在治疗现场通过 IVUS 来观察时，会发现血管壁只有两层结构，其中内膜中膜复合体为低回声、外膜为高回声。一般认为，内膜中膜厚度（IMT）可表示动脉硬化的程度。
- 狭窄部位可观察到较厚的动脉粥样硬化斑块。一般可基于 IVUS 的检查图像对该粥样硬化斑块进行分类（图 5-6-2）。脂肪成分含量多的粥样硬化斑块为低回声（不稳定性斑块或软斑块），纤维成分含量多的为高回声（稳定性斑块或硬斑块）。在进行 IVUS 检查时，钙化斑块处的图像为高回声且钙化层后方伴有声影。声影是指超声波遇到钙化介质时，声阻抗大，超声波被完全反射回去，其后方出现的超声波不能到达的暗区。

A）

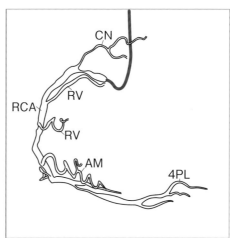

B）

低回声的脂质斑块

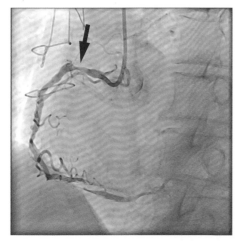

内腔

IVUS 导管

图5-6-1 基于 IVUS 评估冠状动脉硬化

右冠状动脉近段狭窄部位的 IVUS 图像，可以看出这是低回声的脂质斑块较多的病变。在这类病变处，粥样硬化斑块的脂质成分可能会引发末梢栓塞，在 PCI 治疗时需要特别注意

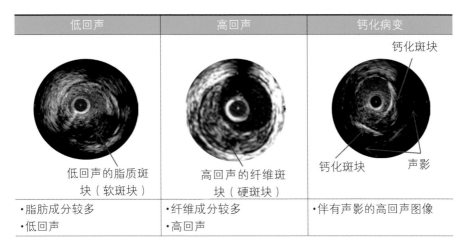

低回声	高回声	钙化病变
低回声的脂质斑块（软斑块）	高回声的纤维斑块（硬斑块）	钙化斑块　声影
・脂肪成分较多 ・低回声	・纤维成分较多 ・高回声	・伴有声影的高回声图像

图5-6-2　组织学性状的判定

6.3　基于血管内超声确定治疗方针

● 冠状动脉造影很难评估重度钙化病变处的性状。而 IVUS 的组织学性状判定在确定 IVUS 导管治疗方针时有重要的参考价值，另外，在支架或旋磨术等治疗手段的选择以及治疗效果的判定方面，IVUS 也发挥着重要作用。

● 有时，仅通过血管造影很难检查出由于**球囊扩张**导致的冠状动脉内膜剥脱以及粥样硬化斑块的破裂。通过 IVUS 检查，可以**掌握剥脱的范围和病变处的三维构造**。

● 植入支架时，支架必须要充分膨胀，紧贴冠状动脉壁。通过 IVUS 检查，可以**观察到支架植入后内腔是否得到充分扩张**。经 IVUS 检查后得到的信息对支架型号和长度的选择有重要参考价值。

6.4　基于光学相干断层成像评估冠状动脉病变

● 最近，除了 IVUS 以外，光学相干断层成像（optical coherence tomography，OCT）的使用也越来越多。

- OCT 使用近红外线，利用光学相干效果扫描冠状动脉的断层图像。对于 IVUS 检查也难以解析的钙化斑块评估、血栓评估、支架植入后新生内膜的评估等，OCT 能发挥巨大作用。而且还能诊断不稳定性粥样硬化斑块。

- OCT 最大的特征是分辨率高。IVUS 的分辨率为 100~150 μm，OCT 的分辨率为 10~15 μm，是 IVUS 分辨率的 10 倍。因此，OCT 检查可以检测出粥样硬化斑块的性状和纤维帽的厚度等，而 IVUS 无法做到这一点（图 5-6-3）。

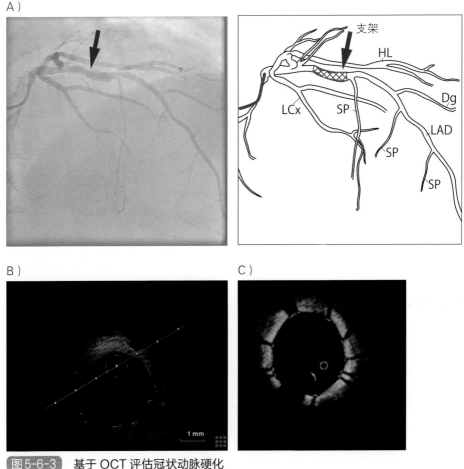

图 5-6-3 基于 OCT 评估冠状动脉硬化

某患者的 OCT 检查图像。由图可见，支架网格之间出现了许多凸起，即以前植入该患者左前降支的药物洗脱支架部分出现了 PSS

■ 参考文献

［1］Mehran R: Angiographic patterns of in-stent restenosis: classification and implications for long-term outcome.Circulation,100:1872-1878,1999

［2］Imai M: Incidence, Risk Factors, and Clinical Sequelae of Angiographic Peri-Stent Contrast Staining After Sirolimus-Eluting Stent Implantation.Circulation, 123:2382-2391, 2011

［3］Serruys PW：Percutaneous Coronary Intervention versus Coronary-Artery Bypass Grafting for Severe Coronary Artery Disease. N Engl J Med, 360：961-972, 2009

第6章　先天性心脏病与冠状动脉

1 单支冠状动脉

1.1 基本概念

- 单支冠状动脉（single coronary artery）属于先天性冠状动脉畸形，是指冠状动脉以单一开口起源为整个心脏提供血液供应。
- 单支冠状动脉在先天性冠状动脉畸形中比较罕见，据文献统计其发病率约为 0.04%[1]。
- Smith 等提出的分类方法被广泛使用[2]。
  - ▶I 型：左或右任意一条冠状动脉正常走行，其末梢继续延展与另一条冠状动脉贯通（图 6-1-1A）。
  - ▶II 型：右冠状动脉或左冠状动脉自主动脉发出不久后分为两条分支，其与正常的左、右冠状动脉一样走行（图 6-1-1B）。
  - ▶III 型：不属于上述任何一种的非定型走行。
  - ▶单支冠状动脉患者中约有 40% 伴有先天性心脏病。

1.2 冠状动脉血管造影的读片要领

- 即使是单支冠状动脉，其起始部位通常也与正常的右冠状动脉或左冠状动脉相同或接近。
- 掌握冠状动脉近段和主动脉、肺动脉的三维位置关系十分重要（图 6-1-2），具体可以参考第 118 页冠状动脉异位起源的内容。

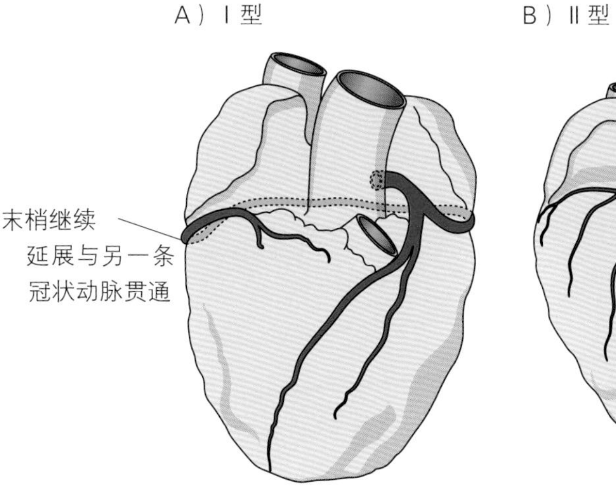

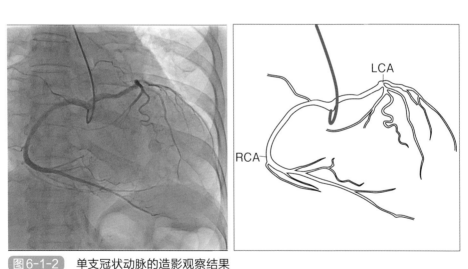

A）Ⅰ型

B）Ⅱ型

末梢继续
延展与另一条
冠状动脉贯通

发出不久后分
为两条分支

图6-1-1　单支冠状动脉的分类[2]

LCA

RCA

图6-1-2　单支冠状动脉的造影观察结果

该病例属于Ⅱ型，单支冠状动脉自主动脉发出不久后分为两条分支，形成右冠状动脉或左冠状动脉

2 冠状动脉肺动脉瘘

2.1 基本概念

表现

- 先天性冠状动脉肺动脉瘘是指冠状动脉与肺动脉之间存在异常通道（图 6-2-1）。有时冠状动脉扩张、迂曲、延长，会在瘘口处形成瘤样扩张。
- 据报道，接受心导管检查的患者中有 0.25% 可以通过造影确诊。

症状与治疗

- 病情程度轻微的患者大部分终其一生都不会出现症状，但在瘘口血流量大的情况下，随着患者年龄的增长，症状往往也会随之出现。
- 有时会出现伴有胸痛的心绞痛、心悸、气喘等心力衰竭的症状，在这种情况下，有必要进行治疗。
- 据报道，也有动脉瘤扩张破裂的病例，因此在动脉瘤直径扩大的情况下，也需要进行治疗。
- 有时会通过外科手术借助心导管封闭冠状动脉肺动脉瘘。

2.2 冠状动脉造影的读片要领

- 冠状动脉肺动脉瘘的瘘口多见于右心室、右心房、肺动脉等右心系统，占 90% 以上，其中在肺动脉较为常见。
- 几乎都是在进行冠状动脉造影时偶然发现的。
- 形成冠状动脉肺动脉瘘的血管往往有很多迂曲。
- 在造影时若发现冠状动脉肺动脉瘘，明确其瘘口部位是十分重要的。

A）

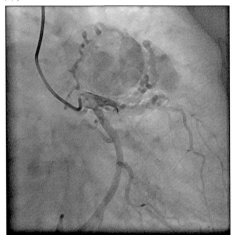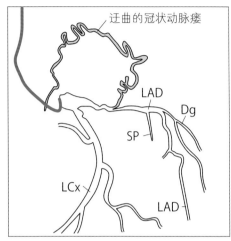

B）

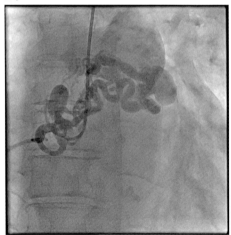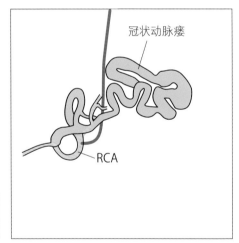

图6-2-1　冠状动脉肺动脉瘘的造影图像

A）从左冠状动脉前降支发出的冠状动脉瘘蜿蜒前行，瘘口位于肺动脉。B）在为右冠状动脉造影时偶然发现的冠状动脉瘘，其瘘管较粗且多迁曲，瘘口位于肺动脉。在冠状动脉瘘显影清晰的图像上很难识别右冠状动脉

3 冠状动脉异位起源

3.1 基本概念

表现

● 在正常情况下，左冠状动脉自位于主动脉根部的左冠状动脉窦（左冠窦）发出，右冠状动脉自右冠状动脉窦（右冠窦）发出。除此以外的其他形态被称为冠状动脉异位起源，其发生率为 0.5%~1%。

● 冠状动脉异位起源分型如下（图 6-3-1）。

　▶A 型：正常。右冠状动脉起自右冠状动脉窦，左冠状动脉起自左冠状动脉窦。

　▶B 型：左冠状动脉异位起源，冠状动脉左主干起自右冠状动脉窦。左冠状动脉经过右心室流出道前。

　▶C 型：左冠状动脉异位起源，冠状动脉左主干起自右冠状动脉窦。左冠状动脉经过主动脉和右心室流出道之间。由于左冠状动脉经过该处，特别是在剧烈运动时，血流出现暂时性阻断，有可能会引发缺血导致猝死。

　▶D 型：右冠状动脉异位起源，右冠状动脉起自左冠状动脉窦。右冠状动脉经过主动脉前方，又经过主动脉和右心室流出道之间，虽然没有 C 型那么严重，但据报道，也有可能导致猝死。

● 冠状动脉起自肺动脉，在广义上也属于冠状动脉异位起源的范畴，但本节主要介绍起自主动脉，却与正常形态不同的冠状动脉。

● 起自左冠状动脉窦的右冠状动脉（图 6-3-2A），起自右冠状动脉窦的左冠状动脉（图 6-3-2B），有时还伴有单支冠状动脉畸形。异位起源的冠状动脉走行于主动脉和右心室流出道之间，有可能会引发**心肌缺**

血、心肌梗死。特别是左冠状动脉起自右冠状动脉窦的患者，在运动时有猝死的危险。

诊断与治疗

- 通过借助心导管的冠状动脉造影、冠状动脉 CT 或心脏 MRI 等影像学检查，可以证明冠状动脉异位起源时，则可确诊。
- 由于**剧烈运动时突发昏厥**的原因可能是冠状动脉异位起源，因此此类病例需要纳入鉴别诊断。
- 有时需要通过外科手术修正冠状动脉的走行，或者进行旁路手术。

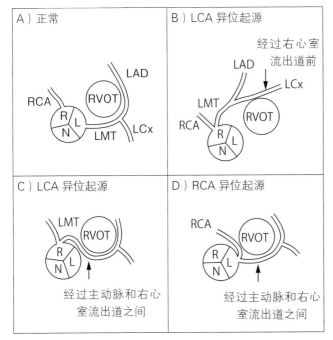

图6-3-1

冠状动脉异位起源分型

R，右冠状动脉窦；L，左冠状动脉窦；N，无冠状动脉窦；RVOT，右心室流出道

3.2 冠状动脉造影的读片要领

- 冠状动脉异位起源很多是在进行冠状动脉造影时偶然发现的。
- 冠状动脉异位起源没有病理意义时一般不需要治疗，但因为少数会导

　　致猝死，所以掌握其正确解剖学位置关系非常重要。

- 若异位起源的冠状动脉经过主动脉和右心室流出道之间，可能会导致缺血。

- 借助冠状动脉 CT 可以更好地掌握其三维位置关系。

A）起自左冠状动脉窦的右冠状动脉

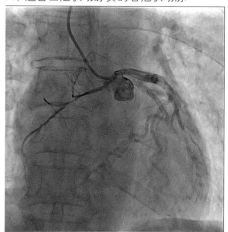
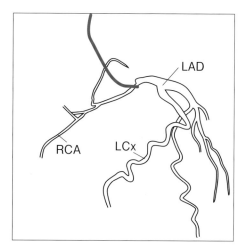

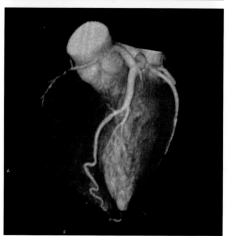

图6-3-2　冠状动脉异位起源的造影图像

A）右冠状动脉起源于左冠状动脉窦。属于图 6-3-1D 所示类型

B）起自右冠状动脉窦的左冠状动脉

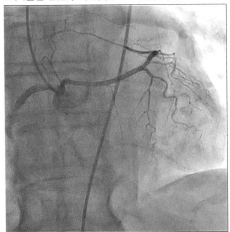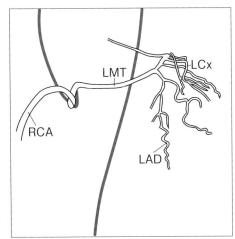

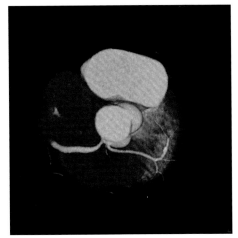

图6-3-2　冠状动脉异位起源的造影图像（续）

B）冠状动脉左主干起源于右冠状动脉窦。冠状动脉左主干非常长。属于图6-3-1C所示类型

4 布兰德-怀特-加兰德综合征

4.1 基本概念

表现

- 布兰德-怀特-加兰德（Bland-White-Garland）综合征是先天性畸形的一种，指冠状动脉起源于肺动脉，其中特指**冠状动脉左主干起源于肺动脉**（图6-4-1）。
- 左冠状动脉的供血范围一定会发生**心肌缺血**。
- 若从右冠状动脉到左冠状动脉供血范围的侧支循环发育不充分，则在婴儿期就会发生**心肌梗死**。
- 若自右冠状动脉发出的侧支循环发育充分，则最终会形成从**左冠状动脉到肺动脉的短路（分流）**。

治疗

- 常见的治疗方法有两种：通过手术直接使主动脉与左冠状动脉开口处吻合；结扎肺动脉的开口部位，使左冠状动脉与旁路吻合。

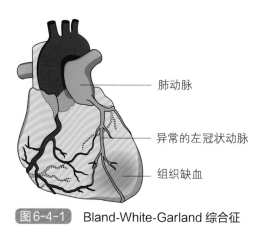

肺动脉

异常的左冠状动脉

组织缺血

图6-4-1 Bland-White-Garland 综合征

4.2　冠状动脉造影的读片要领

- 通过冠状动脉造影，若能确认左冠状动脉起源于肺动脉，则可确诊。
- 该疾病的特征之一是右冠状动脉供血范围无异常，但在造影图像中其血管很粗（图 6-4-2）。
- 直到成年才被诊断出来的病例中，有很多是右冠状动脉的供血区域非常大，而左冠状动脉供血区域相对较小。

A）

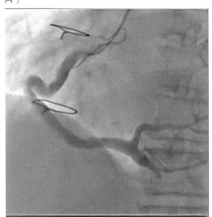 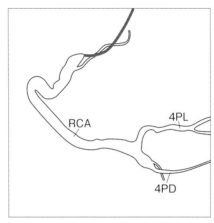

B）

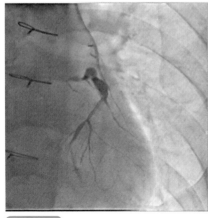 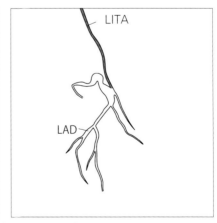

图6-4-2　Bland-White-Garland 综合征的造影图像

A）Bland-White-Garland 综合征患者的 RCA 造影图像特征是冠状动脉较粗。B）接受外科手术治疗后的 Bland-White-Garland 综合征患者的 LCA 造影图像，左胸廓内动脉（LITA）作为旁路与左冠状动脉前降支（LAD）吻合，该图为通过左胸廓内动脉造影的图像

5 右位心

5.1 基本概念

- 心脏通常位于胸腔的左侧，位于右侧时被称为右位心。
- 据报道，发生概率大约为 1/12000 [3]。
- 由于胸膜炎等疾病的后遗症，导致心脏移位至胸腔右侧，但是心脏的方向没有异常，这种情况下被称为右移心。
- **镜像右位心**。不仅心脏，腹腔内所有器官的位置关系均完全倒转，又称**反转型右位心**。
- **孤立性右位心**。虽然心脏在胸腔内位于右侧，但其他内脏位置没有异常。这种情况下经常会出现复杂心脏畸形、肺不张等合并多脏器畸形。

5.2 读片与治疗的要点

- 镜像右位心患者若出现动脉硬化性心绞痛或心肌梗死，则需要进行冠状动脉造影。该情况下造影技术和读片的关键词是"**镜像**"，即造影图像呈镜像型。
- 此外，对相当于左冠状动脉（若是右位心则在右侧）的血管进行造影时，使用针对正常人的左冠状动脉造影导管（Judkins left 等）同样可以进行造影。读片时若能意识到该造影图像与正常造影图像呈"镜像"，则能更好地进行解读。

■ 参考文献

［1］ Sharbaugh AH, White RS : Single coronary artery. Analysis of anatomic variation, clinical importance and report of five cases. JAMA, 230 : 243-246, 1974

［2］ Smith JC : Review of single coronary artery with report of 2 cases. Circulation, 1 : 1168-1175, 1950

［3］ Bohun，CM : A population-based study of cardiac malformations and out-comes associated with dextrocardia. Am J Cardiol，100: 305-309，2007

第7章 评估左心功能

1 左心室造影

● 评估心功能时，一般会借助左心室造影。其读片要点有：心室壁运动、左心室形态、左心室壁厚是否正常，以及有无左室附壁血栓、瓣膜疾病、先天性心脏病、室间隔穿孔等。

1.1 左心室造影的投照体位

● 常用的投照体位有两个，分别是 RAO 30° 与 LAO 60°。若只能从 1 个投照体位进行造影，则通常为 RAO 30°（图 7-1-1）。

● 左心室呈橄榄球状，从 RAO 30° 观察，左心室图像呈现出的椭圆形长轴最长。LAO 60° 与该投照体位呈垂直关系（可参考第 3 章）。

1.2 心室壁运动评估

● 基于左心室造影评估心室壁运动时，通常会采用 AHA 分段法。

● 将从 RAO 30° 及 LAO 60° 观察到的左心室室壁划分为 7 个节段进行评估（图 7-1-2）。将从 RAO 观察到的左心室室壁分为 Seg.1~Seg.5，从 LAO 观察到的左心室室壁分为 Seg.6~Seg.7。Seg.1 起自主动脉瓣瓣叶附着缘，Seg.5 止于二尖瓣后尖附着缘。Seg.6 起自主动脉瓣瓣叶附着缘至心尖部，Seg.7 起自心尖部至二尖瓣后尖附着缘。

● 要将左心室室壁的各节段与冠状动脉各分支的供血范围相对应进行评估，这一点非常重要。Seg.1~Seg.3 一般对应的是 LAD，Seg.4、Seg.5 对应的是 RCA，Seg.6 对应的是第 1 大室间隔支，Seg.7 对应的是 LCx。由于实际存在很大的个体差异，评估时需要特别注意。

● 基于 AHA 分段法评估左心室各节段的心室壁运动，如图 7-1-3 所示。

A）舒张期

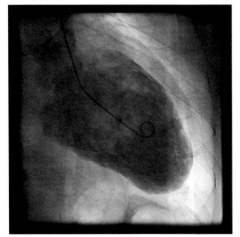 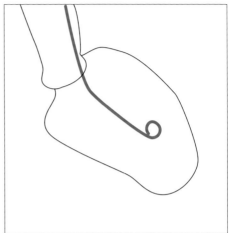

B）收缩期

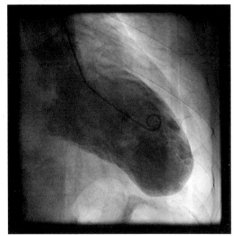 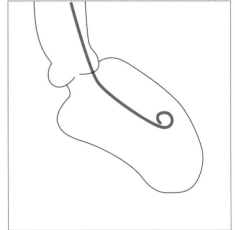

图7-1-1 左心室造影图像（RAO 30°）

Seg.1、Seg.2 的收缩显著减弱，Seg.3 完全不收缩，Seg.4、Seg.5 的收缩显著减弱

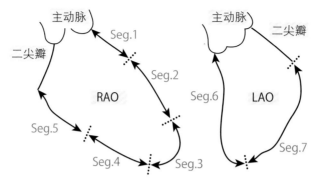

图7-1-2 左心室造影中心室壁的 AHA 分段

Seg.1，前壁基底（anterobasal）；Seg.2，前侧壁（anterolateral）；
Seg.3，心尖部（apical）；Seg.4，下壁（diaphragmatic）；Seg.5，后
壁基底（posterobasal）；Seg.6，室间隔（septal）；Seg.7，后侧壁
（posterolateral）

1.3 左心室容积计算方法

● 基于左心室造影可以计算出左心室容积，通常会采用两种计算方法，
即 Area-Length 法和 Simpson 法。

Area-Length 法

● 该方法将左心室视为椭圆体进行计算（V，左心室容积；L，长轴直径；
M、N，短轴直径）。

椭圆体体积计算公式 $V = \dfrac{3}{4} \pi \times \dfrac{L}{2} \times \dfrac{M}{2} \times \dfrac{N}{2}$

Simpson 法

● 该方法先将左心室沿长轴方向分成若干切片，再将各切片的截面面积
乘以厚度得到体积，最后求各切片体积之和，即为左心室容积。

A）正常收缩

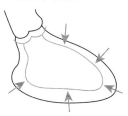

B）整体收缩减弱

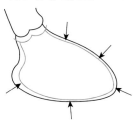

C）无收缩

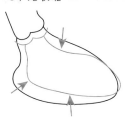

D）收缩期向外膨出

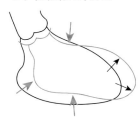

E）心室壁瘤

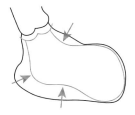

F）节段性心室壁运动减弱

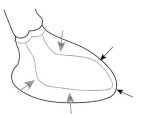

———，舒张末期；———，收缩末期；◀━，强烈收缩；◀━，微弱收缩

Asynergy 分类

A）正常收缩	心室壁运动正常。心室壁收缩时相一致，且向内运动幅度正常
B）整体收缩减弱	心室壁运动弥漫性减弱。在收缩期心室整体向内运动减弱，而非局部运动减弱
C）无收缩	局部心室壁运动消失。部分心室壁完全不向内运动，但在收缩期不会向外膨出
D）收缩期膨出	局部心室壁在收缩期向外膨出。心室壁的一部分在收缩期异常向外运动，甚至比舒张末期的心室外缘更向外突出
E）心室壁瘤	收缩期心室壁局部膨出，舒张期依旧无法复原，在拐点处呈瘤状突出的部分
F）节段性心室壁运动减弱	局部心室壁运动减弱。与健康的心室壁相比，部分心室壁在收缩期虽然向内运动幅度减弱，但收缩时相一致

图7-1-3　心室壁运动的视觉评估方法[1]

1.4 基于左心室造影可以得到的指标

- 根据上述容积计算方法，可以得到以下评估左心室泵血功能的指标
（图7-1-4）。

  ▶ 左心室舒张末期容积（LVEDV），左心室收缩末期容积（LVESV）。
  为了便于比较，需除以体表面积（BSA），通过指数（LVEDI、
  LVESI）来表示。

  $$LVEDI= \frac{LVEDV}{BSA} \left[正常值范围：（70 \pm 20）ml/m^2 \right]$$

  $$LVESI= \frac{LVESV}{BSA} \left[正常值范围：（25 \pm 10）ml/m^2 \right]$$

  ▶ 每搏输出量（SV）。

  $$SV=LVEDV-LVESV（正常值范围：60{\sim}130\ ml）$$

  ▶ 心输出量（C.O.），心指数（C.I.）。

  $$C.O.=SV \times 心率（正常值范围：4{\sim}8\ L/min）$$

  $$C.I. = \frac{C.O.}{BSA} \left[正常值范围：2.5{\sim}4.0\ L/（min \cdot m^2）\right]$$

  ▶ 射血分数（EF）。

  $$EF= \frac{SV}{LVEDV} \left[正常值范围：（67 \pm 8）\% \right]$$
  （一般将35%以下定义为左心功能低下。）

A)

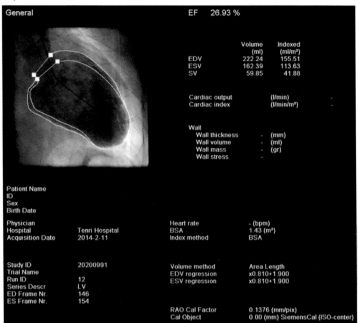

B)

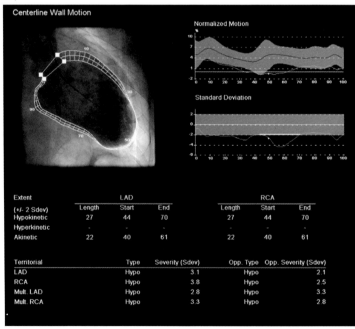

图7-1-4　左心室泵血功能评估

2 主动脉瘤与主动脉夹层

- 主动脉瘤、主动脉夹层等主动脉疾病的患病人数逐年增加。然而，随着近几年非侵入性影像检查，特别是多排螺旋 CT（MDCT）的发展，主动脉造影检查在主动脉疾病检查方面发挥的作用逐渐减弱。

- 近来，通常会在术前为患者做冠状动脉造影检查以及主动脉造影。

主动脉造影的投照体位

- 当胸主动脉瘤发生于升主动脉至主动脉弓时，宜从 LAO 60° 进行摄影。采用该投照体位，在多数情况下可清晰地拍摄出发自主动脉弓的分支，这有助于明确胸主动脉瘤和血管分支的关系。

- 对于胸降主动脉瘤，也多从 LAO 60° 进行摄影。但是，若横膈膜的偏头位处有胸降主动脉瘤，则从正面进行摄影。

- 若动脉瘤出现在末梢且需分离腹腔动脉和肠系膜上动脉时，由于这些主要分支一般从主动脉发出朝前延伸，因此选择尽可能拍出侧面图像的角度进行摄影。

- 对于腹主动脉瘤，多数从正面进行摄影，以避免其与肾动脉重合。

胸主动脉瘤病例（图 7-2-1）

- 投照体位为 LAO 60°。从图像可知，该动脉瘤始于左颈总动脉分叉处，属于弓部主动脉瘤。左锁骨下动脉从动脉瘤内分叉。

A）血管造影图像（LAO 60°）

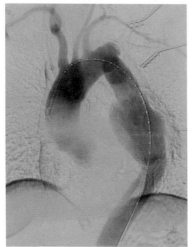

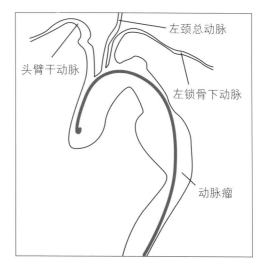

左颈总动脉

头臂干动脉

左锁骨下动脉

动脉瘤

B）3D-CT图像

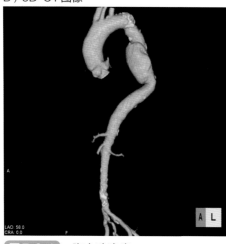

C）CT图像

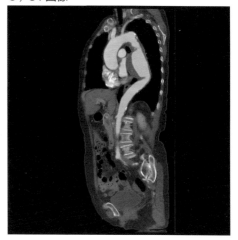

图7-2-1　胸主动脉瘤

A）主动脉的血管造影图像。如图所示，胸降主动脉有动脉瘤。B）该病例的 3D-CT 图像。C）含该病例主动脉弓在内的截面图像。动脉瘤所在部位有附壁血栓。由于是血管造影中的内腔造影，因此需要注意，在造影图像中动脉瘤的大小只有附壁血栓那么大

腹主动脉瘤病例（图7-2-2）

- 从正面进行摄影，腹主动脉瘤发生于肾动脉分叉处至肾动脉远段，且左髂总动脉也存在动脉瘤。

主动脉夹层病例（图7-2-3）

- 早期，血液从胸降主动脉的初发破口流入假腔。晚期时，假腔扩大且内腔充满造影剂，由此可知已发展为夹层型主动脉瘤。

A）血管造影图像（正面）

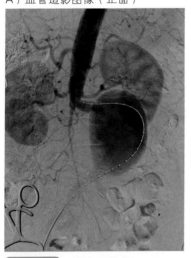

B）3D-CT图像

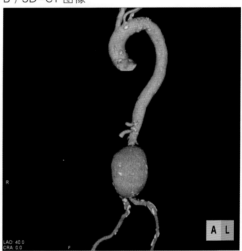

图7-2-2 腹主动脉瘤

A）腹主动脉瘤的病例。从正面进行摄影，腹主动脉穿过左、右肾动脉后弯曲，出现较大的动脉瘤。由于动脉瘤内部残留造影剂，髂总动脉以下部位显示不清晰。B）该病例的 3D-CT 图像。B）和 A）均为 LAO 造影图像，但 B）所取角度较大，较容易获知动脉瘤及其两边的髂总动脉的状况。一般情况下，在诊断主动脉疾病时，CT 造影获得的信息量及诊断率均高于血管造影

A）血管造影图像（早期）

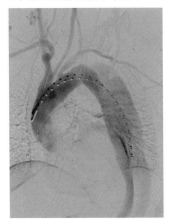
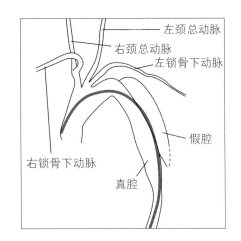

左颈总动脉

右颈总动脉

左锁骨下动脉

假腔

右锁骨下动脉

真腔

B）血管造影图像（晚期）

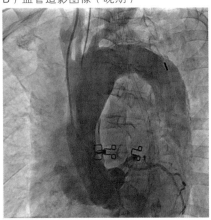
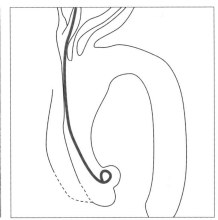

C）3D-CT 图像

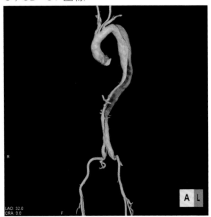

D）CT 图像

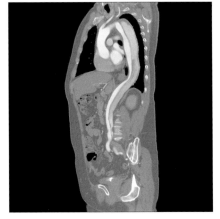

图7-2-3 主动脉夹层

3 主动脉瓣疾病

- 随着超声心动图检查的发展，以主动脉瓣狭窄和主动脉瓣关闭不全为代表的主动脉瓣疾病（图 7-3-1）对包括造影检查在内的心导管检查的需求降低。

- 最近，在确认心脏瓣膜病的严重程度或进行术前冠状动脉造影检查时，也会进行超声心动图检查。

3.1 主动脉瓣狭窄

- 对主动脉瓣狭窄进行心导管检查（图 7-3-2）时，测量**左心室和主动脉的压差**很重要。同时进行右心心导管检查或左心室造影，测量出每搏输出量后，就可以根据以下所示的 Gorlin 公式计算出**主动脉瓣口面积**。

主动脉瓣口面积（cm^2）

$$= \frac{每搏输出量（ml）}{44.3 \times \sqrt{（左心室-主动脉）平均压差（mmHg）} \times 收缩期射出时间（秒）}$$

评估标准：0.5 cm^2 以下为重度狭窄；1.0 cm^2 以下为中度狭窄。

- 由于主动脉瓣狭窄是动脉硬化疾病的一种，所以一般很多患者会伴有冠状动脉病变，因此需要对患者进行冠状动脉造影。

- 主动脉瓣狭窄的心导管检查项目如下。

  ① Swan-Ganz 导管检查。
  ②测定左心室内压，左心室造影。
  ③冠状动脉造影。

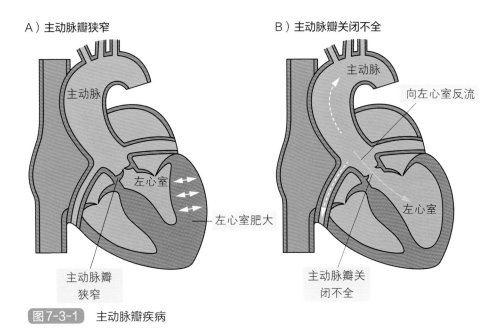

A）主动脉瓣狭窄

主动脉

左心室

左心室肥大

主动脉瓣
狭窄

B）主动脉瓣关闭不全

主动脉

向左心室反流

左心室

主动脉瓣关
闭不全

图 7-3-1　主动脉瓣疾病

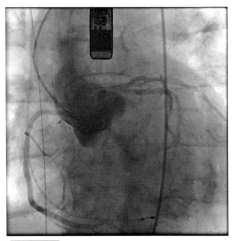

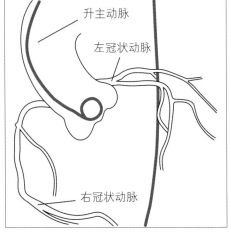

升主动脉

左冠状动脉

右冠状动脉

图 7-3-2　主动脉瓣狭窄的主动脉造影图像

3.2 主动脉瓣关闭不全

- 在主动脉瓣关闭不全的情况下，通过超声心动图可获得大量相关信息。

- 但是，由于二尖瓣关闭不全或缺血性心脏病的并发症等其他原因引起**左心室扩大、左心室收缩功能下降**时，很难通过超声心动图正确判断主动脉瓣关闭不全的严重程度。

- 在这种情况下，需要通过主动脉造影来评估主动脉瓣关闭不全的严重程度。

主动脉瓣关闭不全的 Sellers 分类

- 对于主动脉瓣关闭不全，可以通过主动脉造影来评估反流的程度。在评估时，一般使用 Sellers 分类（图 7-3-3，7-3-4）。

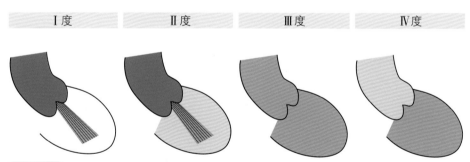

| Ⅰ度 | Ⅱ度 | Ⅲ度 | Ⅳ度 |

图7-3-3 **主动脉瓣关闭不全的 Sellers 分类**
Ⅰ度：反流入左心室，但是左心室完全不显影。Ⅱ度：左心室整体显影，但其显影比主动脉浅。Ⅲ度：左心室整体显影，且显影程度与主动脉相同。Ⅳ度：左心室整体显影比主动脉显影深

A）Sellers 分类 Ⅱ 度的主动脉造影图像（RAO 30°）

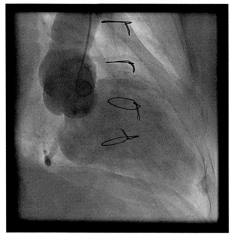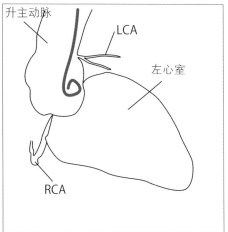

B）Sellers 分类 Ⅱ 度的主动脉造影图像（LAO 60°）

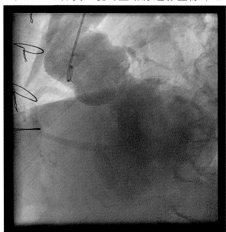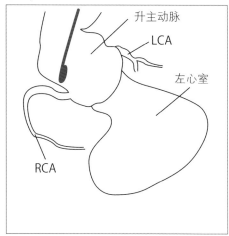

图7-3-4　**主动脉瓣关闭不全的主动脉造影图像**

这是 Sellers 分类 Ⅱ 度的主动脉瓣关闭不全病例的主动脉造影图像。由图可知升主动脉的基底部扩大、瘤化。由此可推断出主动脉瓣的瓣环扩大，引起主动脉瓣关闭不全

4 二尖瓣疾病

- 代表性的二尖瓣疾病包括**二尖瓣狭窄**和**二尖瓣关闭不全**。

- 二尖瓣狭窄主要通过经胸壁和经食管超声心动图检查进行诊断。但是在考虑是否合适进行二尖瓣连合部切开术、瓣膜置换术等外科手术，或经皮经静脉二尖瓣连合部切开术（PTMC）时，宜采用心导管检查。

- 在二尖瓣关闭不全的情况下，一般采用经胸壁以及经食管超声心动图检查来决定是否适合进行手术，心导管检查主要用于术前风险评估。

4.1 二尖瓣狭窄

- 在判断二尖瓣狭窄的严重程度时（图7-4-1），比起造影读片，更应该根据右心导管检查的结果和左心室的压力状况来判断。

 同时记录左心室和左心房的舒张末期压力

- 左心房舒张末期压力可用肺动脉楔压代替。

> **一点建议** 在心导管检查时积极进行负荷检查
>
> 二尖瓣狭窄主要表现为劳力性气喘，静息状态下无症状且静息状态下血压接近正常的情况也很多。
>
> 因此，利用握力器增加运动负荷、通过下肢抬高增加前负荷或积极进行心脏起搏负荷试验等，都可以提高检查的准确性。另外，获取症状出现时的检查图像很重要。
>
> 在二尖瓣狭窄的情况下，当左心室和左心房的舒张末期压力的压差小于5 mmHg时，瓣口面积测量不准确，因此进行负荷检查很重要。运动状态下，若肺动脉压等于或大于60 mmHg、左心房和左心室的平均压差等于或大于15 mmHg、肺动脉楔压等于或大于25 mmHg，则可认定存在二尖瓣狭窄，需要进行治疗。

心率、舒张期充盈时间以及心输出量的测量

- 测量心输出量时可以使用 Fick 法或热稀释法。但需要注意的是，二尖瓣狭窄往往伴随着三尖瓣关闭不全。当三尖瓣关闭不全时，通过热稀释法来测量心输出量有时会不准确。

瓣口面积及肺血管阻力的计算

- 使用 Gorlin 公式计算。

二尖瓣瓣口面积（cm^2）

$$= \frac{\text{心输出量（ml/min）/舒张期充盈持续时间（秒）} \times \text{心率}}{38 \times \sqrt{\text{舒张期（左心房–左心室）平均压差（mmHg）}}}$$

4.2　二尖瓣关闭不全

- 二尖瓣复合体是由前尖、后尖、两组乳头肌、腱索及瓣环构成（图 7-4-2）。以上任何一个部位出现异常都会引发二尖瓣关闭不全。
- 风湿热或感染性心内膜炎引发的心瓣膜损害、变性，瓣尖、腱索处的黏液瘤，伴随心肌梗死的乳头肌功能不全，左心室扩张造成的瓣环扩大等，都被视为二尖瓣关闭不全的重要原因。

4.3　二尖瓣反流

- 在二尖瓣关闭不全的情况下，有时会对左心室进行造影以评估反流程度。一般通过 Sellers 分类来评估（图 7-4-3）。
- 左心房明显扩大的情况下，反流的造影剂变稀薄，左心房显影不清晰，有时会低估反流程度，因此需要格外注意。

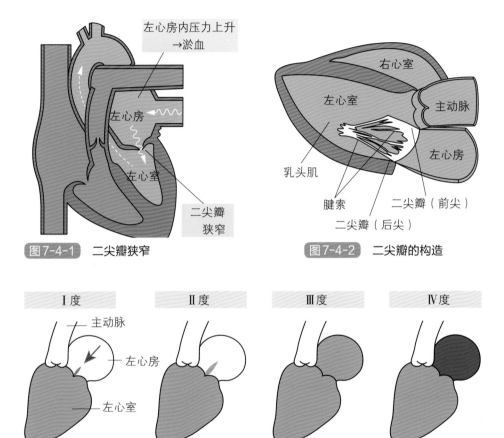

图7-4-1　二尖瓣狭窄

图7-4-2　二尖瓣的构造

图7-4-3　二尖瓣反流的严重程度分类（Sellers分类）

Ⅰ度：左心房内仅有少量束状反流（如➡所示），但会立刻消退。Ⅱ度：存在束状反流，左心房的造影图像呈中度显影，但显影会迅速消退。Ⅲ度：左心房与左心室/大静脉造影图像的显影程度相同，并且显影消退缓慢。不存在束状反流。Ⅳ度：左心房比左心室/大静脉的显影程度深，造影时造影剂染色深

5　心肌病（结节病性心肌病、淀粉样变心肌病）

- 结节病性心肌病、淀粉样变心肌病都是特殊的心肌病。
- 以心绞痛、心肌梗死为代表的缺血性心脏病是发病率较高的重要疾病。但是，在心功能减退的患者中，既无心脏瓣膜病又无冠状动脉狭窄的情况也不少。因此，医师除了具备诊断那些发病率较高的疾病的能力，还应具备准确诊断罕见疾病的能力。
- 虽然在心肌病中扩张型心肌病和肥厚型心肌病较为常见，但也不可忽略结节病性心肌病和淀粉样变心肌病。

5.1　结节病性心肌病

- 结节病，一种多系统、多器官受累的**炎性肉芽肿性**疾病，以肺部、眼部侵犯多见。结节病是一种全身性疾病，当其导致心脏出现肉芽肿并危害到心脏功能时，该病被称为结节病性心肌病。
- 当由肉芽肿构成的结节侵犯心肌组织时，会造成心律失常、心力衰竭。**室间隔基底部为结节病性心肌病的好发部位，常存在节段性心室壁运动异常、射血分数下降等问题。**

结节病性心肌病病例的左心室造影（图 7-5-1）

- 如图所示，该病例存在节段性心室壁运动异常、射血分数下降等问题。
- 心室壁出现运动异常的部位会不断变薄。当从 RAO 30° 进行观察时，左心室呈橄榄球状，但因为图像中左心室形状扭曲，变薄的部位向心室腔凸出，所以在罕见情况下，左心室呈凹凸不平的"土豆"状。

●当心室壁运动减弱，同时伴有房室结节等传导阻滞时，需要鉴别诊断
　是否为结节病性心肌病。

A）结节病性心肌病病例的左心室造影图像（RAO 30°）

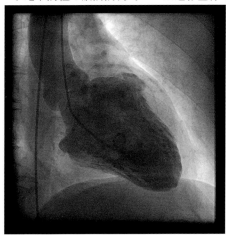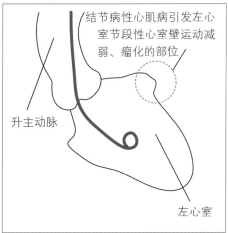

B）结节病性心肌病病例的左心室造影图像（LAO 30°）

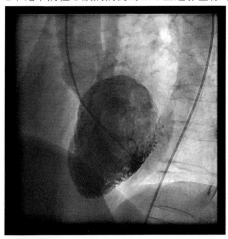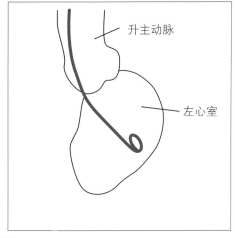

图7-5-1 结节病性心肌病的左心室造影图像

患有结节病性心肌病时，结节侵犯心肌组织，从而引起心律失常、心力衰竭。节段性心室壁运动减弱，此部位的心室壁变薄。一般认为，通过心脏MRI诊断结节病性心肌病的准确率更高

5.2　淀粉样变心肌病

- 淀粉样变，即被称为"淀粉样蛋白"的不存在于正常人体内的异常蛋白沉积在脏器内，并带来损害的疾病。其中，淀粉样蛋白主要沉积在心肌、心脏传导系统的疾病为淀粉样变心肌病。
- 为了确诊，需要进行**心导管检查**，通过心内膜**心肌活检**证明组织中存在淀粉样蛋白沉积。

淀粉样变心肌病病例的左心室造影

- 心室壁运动减弱。仅通过左心室造影图像很难诊断淀粉样变心肌病，但造影图像可以反映出淀粉样蛋白沉积及室壁厚度显著增加。通过超声心动图诊断淀粉样变心肌病相对较容易。
- 心电图中出现低电位也是该病的一大特征。
- 左心室造影时，除了收缩功能减弱，舒张缓慢有时也会被认为是心室壁运动减弱的表现。

■ 参考文献

[1] Austen WG, et al : A reporting system on patients evaluated for coronary artery disease. Report of the Ad Hoc Committee for Grading of Coronary Artery Disease, Council on Cardiovascular Surgery, American Heart Association. Circulation, 51（4 Suppl）: 5-40, 1975